跟师笔记

——全国基层名老中医蔡以生用药心得

主编　葛玲玉　张　喆

主审　蔡以生

上海科学技术出版社

图书在版编目（CIP）数据

跟师笔记. 全国基层名老中医蔡以生用药心得 / 葛玲玉，张喆主编. -- 上海 ：上海科学技术出版社，2023.1
ISBN 978-7-5478-6003-8

Ⅰ. ①跟… Ⅱ. ①葛… ②张… Ⅲ. ①中医临床－经验－中国－现代 Ⅳ. ①R249.7

中国版本图书馆CIP数据核字（2022）第214942号

资助单位
上海市嘉定区中医医院

主要编写单位
上海市嘉定区中医医院
上海市嘉定区南翔镇社区卫生服务中心

协作编写单位
上海市嘉定区工业园社区卫生服务中心
上海市嘉定区菊园社区卫生服务中心

本书出版得到以下项目支持
全国基层名老中医药专家蔡以生传承工作室［国中医药人教函（2019）42号］
上海市基层名老中医专家传承研究工作室建设项目（JCZYGZS-023）
蔡以生嘉定区中医工作室（ZYGZS-01）
上海市杏林新星计划［ZY（2018-2020）-RCPY-3038］
上海市中医专家社区师带徒项目（ZYSDT）
上海市"医苑新星"青年医学人才培养资助计划［沪卫人事（2012）105号］
第二轮嘉定区中医专家社区师带徒项目［ZYY（2021-2023）-SQSDT-02］

跟师笔记——全国基层名老中医蔡以生用药心得
主编　葛玲玉　张　喆
主审　蔡以生

上海世纪出版（集团）有限公司
上海科学技术出版社　出版、发行
（上海市闵行区号景路 159 弄 A 座 9F-10F）
邮政编码 201101　　www.sstp.cn
上海展强印刷有限公司印刷
开本 787×1092　1/16　印张 13.75
字数 200 千字
2023 年 1 月第 1 版　2023 年 1 月第 1 次印刷
ISBN 978-7-5478-6003-8/R·2663
定价：58.00 元

本书如有缺页、错装或坏损等严重质量问题，请向印刷厂联系调换 电话：021-66366565

内 容 提 要

"跟师笔记"系列丛书旨在记录名中医的临床经验。一方面从学生的视角,提供他们想要学习的中医临床知识;另一方面记录并整理了名中医的心得体会,以飨后学。

《跟师笔记——全国基层名老中医蔡以生用药心得》为全国基层名老中医蔡以生临床用药心得体会和经验,重点介绍了名师面对临床常见病、证、症、异常检查指标等的选方用药思路,尤其是一些经验药对、药组的选用给予重点论述。老师倾囊相授,学生可通过阅读、学习领悟其精髓,辨证使用。跟师这一过程对低年资临床医生提高临证能力大有裨益。

本书可供中医药临床、教学、科研等从业人员参考,也可供中医院校在校师生以及中医爱好者参考阅读。

编委会名单

主　编

葛玲玉　张　喆

副主编

陈　润　刘伟芳　蔡颖超　徐建德　盛　飞
胡春平　杨　伟　尹亚辉

编　委

（按姓氏笔画排序）

朱轶群　张　旭　陈　波　茅丽玲　金伟国
高建跃　浦小弟　程　琦　蔡　浚　蔡琦英
管丹萍

主　审

蔡以生

序 一

师承模式在中医学传承和发展中起着举足轻重的作用。蔡以生主任作为上海市第一批社区专家"师带徒"项目导师,以及全国、上海市、嘉定区基层名老中医工作室的项目导师,陆续培养出十余名优秀的青年杏林才俊。

《跟师笔记——全国基层名老中医蔡以生用药心得》为蔡以生主任带教的中医后辈对其临证、临症及异常检验检查指标用药经验进行的系统整理、总结和分析,并以功效分类为主线,将蔡以生主任常用中药的用法用量等临床经验一并阐述。读者通过本书可将学生在跟师过程中的所见、所学、所悟"一览无余"。师承学习模式可以使学生多角度、多层次探索名老中医的临床治疗方法,把老师的经验和中医经典理论有机结合起来,将抽象的、书本难以表达的中医药隐性知识及文化进行传承与共享,凝练学术思想,在感悟、理解、传承中知常达变,为今后的中医药理论扩展奠定了基础,传承医术、传承医德,从而进一步传承医道。

蔡以生主任作为全国基层名老中医工作室导师,对学生倾囊相授,帮助年轻中医师加快临床探索的进程,为中医药传承与发展做出了突出贡献。值此《跟师笔记——全国基层名老中医蔡以生用药心得》付梓之际,以序为贺。同时也勉励所有中医年轻一代,医路虽艰,但一定要做到精勤不倦、勤求博采。

2022 年 11 月

序 二

全国基层名老中医药专家蔡以生主任从事中医药工作40余载，博采众长，悬壶济世，是上海市嘉定区有口皆碑的名医，是嘉定中医人的骄傲。

蔡以生主任出生中医世家，自幼研读岐黄，深受中医文化熏陶，敏而好学，进入中医药学府研习医术，决心为中医事业奋斗终生。后作为人才被引进上海市嘉定区，投身于中医临床工作，兢兢业业，一丝不苟。2019年通过层层选拔，成立了"全国基层名老中医药专家传承研究工作室"，这是嘉定区首个国家级中医药工作室。

蔡以生主任除了在临床普济救人，亦孜孜不倦培育青年医师。医术为天下人之术，而非一人之术。在临床带教青年医师时，蔡以生主任将自己的所学所悟倾囊相授，尤为重视对基层青年中医医师的培养。自2015年起，蔡以生主任便开始对上海市嘉定区南翔镇社区卫生服务中心的两位青年中医医师作为传承人着重培养，通过言传身教、跟诊临证传授临床经验。术可学而道需悟。蔡以生鼓励两位传承人勤做笔记，结合社区临床去思考中医，并指导他们将几年积累的跟师经验进行分类总结。日积月累，终成此书，名曰《跟师笔记——全国基层名老中医蔡以生用药心得》。

本书中的内容是蔡以生主任几十年临证的精华，以传承人学习的视角进行编写，内容丰富，干货满满，突出了对"证"和"症"用药的方法，具有较高的实用性和学习价值。本书对于中医临床工作者实有裨益，尤其是刚从学府踏入临床的中医人，临证若遇不决，可执此书，参考运用。

　　蔡以生主任致力于中医药事业，誉满嘉定，是名医，亦是良师。今虽已退休，依旧为民祛病，传道授业。值此《跟师笔记——全国基层名老中医蔡以生用药心得》付梓之际，谨以此序，以表贺意。

盛飞

2022 年 11 月

前　言

　　蔡以生，上海市嘉定区中医医院原中医内科主任，嘉定区十大名医及上海市五一劳动奖章获得者，擅长运用中医中药方法治疗慢性肝病、紫癜性肾炎、失眠、心脑血管疾病等多种疑难杂症。我跟师蔡以生老师 10 年，经常在中医内科门诊得到老师的指导，学习老师擅长的各种疑难杂症的中药调理及治疗经验。蔡老师除了治疗病种范围广，在用药的"精、准、足"方面也是值得所有后辈学习的。如他在某些特殊疾病中善用重剂，黄芪单日剂量用至 200 g、生白术单日剂量用至 90 g、土茯苓单日剂量用至 100 g，效如桴鼓。诸如此类，如果不是临床跟师，这样的经验是我们作为医学生在书本上无法学到的。蔡老师临床注重辨证和辨症，有很多经验方。本书旨在总结老师的辨症、辨证、辨病常用药及临床常用药对。

　　蔡老师擅用药对，辨症时常将中医、西医思维相结合，从而精准用药，效果显著；辨证时多结合中医经典论述及经方，将合用方用得灵活之至；辨病时常一边诊病，一边跟学生讲述医学前沿的最新报道，结合药典讲解药材产地、剂量等，非常强调临床用药禁忌。如在瘀证的治疗中，他认为老年瘀证多以肝肾不足、气血瘀滞、脉络不畅为主，故施以温肾荣血、行气化瘀、通经剔络之法，自拟强肾通督汤，临床收到奇效。整个治疗过程中始终注重固护元气，精准使用行气活血、通经止痛药物，以达标本兼治，唯"效"是从。

　　门诊时，蔡老师常常教导我们，学医必须学会勤读、精读、泛读古今医学典籍，采众家之长，时刻关注医学前沿信息，才能触类旁通，进一步拓宽临床治疗方法,提高治疗效果。与此同时,他教导我们不忘"仁心仁术乃医之灵魂",指出"仁心仁术"应是每一位医务工作者的必备素养。蔡老师的成就来源于他对中医事业的热爱和执着,工作中他一直秉着"济世为良,愈疾为善"原则,真正做到了把救死扶伤作为医者的天职。跟师10载,蔡老师的人格魅力、精湛医术、对弟子的认真教学和关爱,都给我们留下了深刻的印象,激励着我们奋发图强,"传承岐黄薪火,弘扬国医精髓"。

感谢全国基层名老中医工作室项目、上海市基层名老中医工作室项目、上海市中医专家社区师带徒项目的支持,让我们有机会向各位专家学习临证,获得巨大收获。中医教育不仅决定了中医人才的素质,也决定着未来中医的发展。通过跟师"传帮带",结合具体病案,根据中医理论分析不同病案中的生理、病理变化,临床症状,治疗原则等口传身授,蔡老师使学生学会了准确望、闻、问、切,辨证施治,不仅培养了我们的主动学习能力,更重要的是教会了我们中医学的思维方法。

本书是各位学生对蔡老师多年临床用药心得的汇总、整理及分析,希望通过图书的方式,将这些心得传递给更多同道,与大家共享。

由于编者水平有限,错漏之处敬请读者及时指出,以便再版时修正。

葛玲玉

2022 年 10 月

目　　录

第一章 临证用药心得

一、心病常见证候

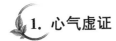 **1. 心气虚证**

【证候特点】 以心悸及气虚证共见为辨证要点。

【临床表现】 心悸,气短,精神疲惫,活动后加重,或见精神恍惚,或面色淡白,或有自汗。舌质淡,脉虚。

【常用配伍】 黄芪、人参、茯苓、当归、川芎、炙甘草。

【药证探赜】 心气虚证是指由于心气不足,鼓动无力所表现的证候。多由素体久虚,或久病失养,或禀赋不足,或年高脏气衰弱所致。心气虚,鼓动无力,故见心悸;心气不足,胸中宗气运转无力,故气短;心气虚,功能活动衰减,故见神疲;劳累耗气,活动后心气益虚,故诸症加剧;心气虚,心神失藏,可见精神恍惚;心气虚,运血无力,不能上荣于面,气血不充,故面色淡白,舌淡;气虚卫外不固,故自汗;气虚血行失其鼓动,脉行无力,则脉虚。蔡以生常以黄芪、人参为君,人参益气复脉,正如《医学衷中参西录》所云"人参原能助心脉跳动",黄芪甘温入脾,内补中气;臣以当归补血养心,与人参、黄芪配伍以培气血,茯苓健脾养心;佐以川芎调肝和血,使诸药补而不滞;使以炙甘草调和诸药,与参、芪配伍增强益气之功。

【古籍医方】 养心汤(《仁斋直指方论》)。

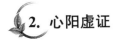 **2. 心阳虚证**

【证候特点】 以心悸怔忡,胸闷或痛,脉迟及阳虚证为辨证要点。

【临床表现】 心悸怔忡,心胸憋闷或痛,形寒畏冷,气短,自汗,面色白,或面唇青紫。舌质淡胖或紫暗,苔白滑,脉迟弱或结代。

【常用配伍】 黄芪、人参、炙甘草、肉桂、生姜。

【药证探赜】 心阳虚证是指由于心阳虚衰,鼓动无力,虚寒内生所表现的证候。多由久病伤正,禀赋不足,思虑伤心,导致心气虚,进一步发展成心阳虚而来。心阳虚衰,鼓动无力,心动失常,故轻则心悸,重则怔忡;胸阳不展,阳虚寒凝经脉,气机郁滞,心脉痹阻不通,故心胸憋闷疼痛;心气虚,则气短;阳气虚,不能卫外,则自汗;气虚及阳,损伤心阳,阳不能温煦肢体,故形寒畏冷;阳气虚,无力推动血行致络脉瘀阻,而见面色白或面唇青紫,舌质紫暗,苔白滑是阳虚寒盛之象;阳虚阴盛,无力推动血行,脉道失充或脉气不能衔接,则脉迟弱或结代。蔡以生常以人参为君补中益气,臣以黄芪固表,佐以甘草和中,肉桂助阳。正如《古今名医方论》云:"参、芪非桂引道,不能独树其功;桂不得甘草和平气血,亦不能绪其条理。"

【古籍医方】 保元汤(《博爱心鉴》)。

3. 心阳暴脱证

【证候特点】 以心阳虚和亡阳临床表现为辨证要点。

【临床表现】 在心阳虚证表现的基础上,见突然冷汗淋漓,四肢厥冷,呼吸微弱,面色苍白,口唇青紫,或心痛剧烈,甚或神志模糊,昏迷不醒。舌淡紫,脉微欲绝。

【常用配伍】 附子、干姜、桂枝、茯苓、炙甘草。

【药证探赜】 心阳暴脱证是指心阳衰竭,阳气暴脱所表现的证候。本证常由心阳虚证进一步发展而来,也有因寒邪暴伤心阳,或痰瘀阻塞心窍所致。阳气衰亡,不能卫外,则冷汗淋漓;不能温煦肢体,故四肢厥冷;心阳衰,宗气泄,不能助肺以行呼吸,故见呼吸微弱;阳气外亡,无力推动血行,脉道失充,血液不能外荣肌肤,故面色苍白;血行不畅,瘀阻血脉,则口唇青紫;阳衰心神失养,心气涣散,致神志模糊,甚则昏迷;脉微欲绝为阳气外亡之征。蔡以生常以附子为君,大辛大热,走而不守,回阳救逆;臣以干姜,守而不走,温中祛寒,正如《证治要诀》云"附子无干姜不热",桂枝辛甘性温,取其温通心阳之功;佐以炙甘草甘缓和中,既能缓和姜、附燥烈之性而无伤阴之弊,且与桂枝配伍,辛甘合化,以达复心阳之效。

【古籍医方】 四逆汤、桂枝甘草汤(《伤寒论》)。

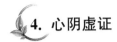

4. 心阴虚证

【证候特点】 以悸烦不宁,失眠多梦及阴虚证为辨证要点。

【临床表现】 心悸心烦,失眠多梦,或喜笑不休,举止失常,或见五心烦热,午后潮热,盗汗,两颧潮红。舌红少津,脉象细数。

【常用配伍】 生地黄、五味子、当归、天冬、麦冬、酸枣仁、人参、茯神、知母、远志、丹参、玄参。

【药证探赜】 心阴虚证是指由于心阴亏损,虚热内扰所表现的证候。多由思虑劳神太过,暗耗心阴,或因热病后期,耗伤阴液,或肝、肾等脏阴亏及心所致。心阴亏少,心失所养,故见心悸;心失濡养,虚热扰心,心神不守,则心烦,失眠,多梦;大喜过度,耗伤心阴,心阴不足,虚火内扰,神气不宁,故见喜笑不休,举止失常,如《医学入门·心》说:"热则火炎,喜笑而口糜。"阴虚则阳亢,虚热内生,故五心烦热,午后潮热;寐则阳气入阴,营阴受蒸则外流,而为盗汗;虚热上炎,则两颧发红;阴不制阳,虚热内生,则舌红少津;脉细主阴虚,数为阴不制阳,虚热内生之象。蔡以生常以生地黄为君上养心血,下滋肾水;臣以天冬、麦冬滋阴清热,人参益心气,五味子敛心气,酸枣仁、茯神、远志养心安神,当归养血补血;佐以玄参滋阴降火,以制上炎之火,使心神不为虚火所扰;丹参清心经之火热,安神定志。正如《古今名医方论》中引用清代柯琴所述:"心者主火,而所以主者神也。神衰则火为患,故补心者必清其火而神始安。"诸药合用,标本兼治,滋中寓清,交通心肾,以奏滋阴安神之功。

【古籍医方】 天王补心汤(《校注妇人良方》)。

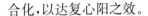

5. 心血虚证

【证候特点】 以心悸,失眠及血虚证为辨证要点。

【临床表现】 心悸,失眠多梦,面色淡白或萎黄,或兼见头晕,健忘,或见精神恍惚,唇色淡。舌色淡,脉细弱。

【常用配伍】 当归、川芎、茯神、白芍、熟地黄。

【药证探赜】 心血虚证是指由于心血亏虚,不能养心所表现的证候。多由脾虚,生血之源匮乏,或失血过多,或久病失养,或劳心耗血所致。心血不足,心失所养,心动失常,故见心悸;血不养心,心神不安,则见失眠,多梦;血虚不能上荣于头面,故见头晕,健忘,面色淡白或萎黄,唇舌色淡;心血不足,心神失养,故精神恍惚;血少脉道失充,故脉象细弱。蔡以生常以熟地黄为君滋养肝肾,大补阴血;臣以当归补血养肝,茯神养心安神;佐以白芍养血敛阴,川芎活血行气,调畅气血。正如《蒲辅周医疗经验》云:"四物汤为一切血病通用方。"全方由四物汤化裁,补而不滞,滋而不腻,共奏养血活血之功。

【古籍医方】 四物汤(《太平惠民和剂局方》)。

🍃 6. 心火亢盛证

心火亢盛证泛指患者出现神志症状及以火热炽盛症状为主要表现的一类证候。可见心烦失眠,面赤口渴,口舌赤烂疼痛,身热,便秘溲黄,或兼见小便赤、涩、灼、痛,或见吐血、衄血,或精神错乱,甚或狂躁谵语,神识不清。舌尖红绛,苔黄,脉数。临床常见有心火上炎证、心热移于小肠证、心火迫血妄行证和热扰心神证等证候。

心火上炎证

【证候特点】 心火亢盛伴口舌生疮、赤烂疼痛。

【临床表现】 心火亢盛伴口舌生疮、赤烂疼痛。舌尖红绛,苔黄,脉数。

【常用配伍】 黄芩、黄连、大黄、栀子、知母。

【药证探赜】 心火上炎证是由于心火内炽所表现的证候。舌乃心之苗,手少阴之经通于舌。心火炽盛,热毒循经上炎,故发为口疮,色红疼痛;心火内盛,津液受劫,故心烦不安,口干欲饮,小便短黄;舌尖红绛,苔黄,脉数,均为心火上炎之象。《素问·至真要大论》云:"必伏其所主,而先其所因。"因不去,病自然不愈,此为心火上炎而致,故以清热泻火为主。心为火脏,少火生气,蔡以生常以黄连为君,为入心之主药,清心降火之佳品,可以祛身体之壮火;臣以黄芩泻上焦之火,大黄泻下焦之火,主入阳明,通腑泄热;佐以栀子清热凉血,知母清热滋阴泻火。全方起通腑泄热,清热泻火之效。

【古籍医方】 三黄泻心汤(《金匮要略》)。

心热移于小肠证

【证候特点】　心火亢盛伴小便赤、涩、灼、痛。

【临床表现】　心火亢盛伴小便赤、涩、灼、痛。舌尖红绛,苔黄,脉数。

【常用配伍】　木通、车前子、淡竹叶、牛膝、知母、黄柏。

【药证探赜】　心火炽热,心神被扰,致烦热不安,夜寐不眠;心火循经上炎,则口渴思饮;因心与小肠相表里,心火下移于小肠,可现小便黄赤,或尿血、尿道灼热疼痛等小便赤、灼、痛的病理现象。蔡以生常以木通为君,木通入心与小肠,清心降火,利水通淋,如《本草纲目》云:"木通上能通心清肺,治头痛,下能泄湿热,治遍身拘痛。"臣以知母、黄柏,养阴泄热以培肾水,肾水足而心火降;车前子清利小便,渗湿通淋,利水而不伤阴,补阴而不恋邪;佐以淡竹叶清心除烦,与牛膝合用引热下行。选药以清心与养阴兼顾为宜,利小便以导心热下行,使蕴热从小便而泄。

【古籍医方】　导赤散(《小儿药证直诀》)。

心火迫血妄行证

【证候特点】　心火亢盛伴吐血、衄血。

【临床表现】　心火亢盛伴吐血、衄血。舌尖红绛,苔黄,脉数。

【常用配伍】　大黄、白及、白茅根、蒲黄炭、仙鹤草。

【药证探赜】　心火盛于上则面赤,火热伤津则口渴喜饮,心火内炽,则心中烦热;心主神明,火热扰心,则失眠;心开窍于舌,火热循经上炎,则舌尖红绛;灼伤络脉,则生疮或腐烂肿痛;溲黄,便干,脉数为里热证;心主血脉,心火炽盛,络脉被灼,血热妄行,则吐血、衄血,或便血、尿血,或发斑疹。蔡以生常以白茅根为君凉血止血,《滇南本草》云白茅根能"止吐血,衄血,治血淋,利小便,止妇人崩漏下血";臣以白及、仙鹤草收敛止血,蒲黄炭化瘀止血;佐以大黄导热下行,折其上逆之势。综观全方,以凉血止血为主,兼有清降,祛瘀之用。

【古籍医方】　十灰散(《十药神书》)。

热扰心神证

【证候特点】　心火亢盛伴狂躁谵语、神志不清。

【临床表现】　心火亢盛伴狂躁谵语、神志不清。舌尖红绛,苔黄,脉数。

【常用配伍】　大黄、姜竹茹、胆南星、焦山栀、地龙。

【药证探赜】　《素问·灵兰秘典论》云"心者,君主之官,神明出焉",《素问·至真要大论》云"诸躁狂越,皆属于火"。心主神明,位居胸中,心火亢盛,侵扰神明,则导致心火扰神证,临床以神志改变为主要特点,轻者心神不宁,重者神志错乱。症见心烦、心悸、失眠、狂躁谵语,甚至昏迷等,治宜清心安神。蔡以生常以大黄为君,大黄性寒,味苦涩,有泻下攻积,清热泻火,凉血解毒功效;臣以姜竹茹、胆南星清热化痰,息风定惊,焦栀子泻火除烦;佐以地龙清热通络定惊。躁与狂越皆系热扰心神,神明失治所致,多见于气分无形热盛与阳明实热证中,故通腑泻实以泄热,可祛除胃肠积滞,使浊邪不能上扰心神,清热醒脑开窍,热清则神安,自然告愈。

【古籍医方】 温胆汤(《三因极一病证方论》)、大黄泄热汤(《外台秘要》)。

7. 心脉痹阻证

心脉痹阻证泛指以心悸怔忡,心胸憋闷作痛等为主的一类证候。临床常见有瘀阻心脉、痰阻心脉证、寒凝心脉证和气滞心脉证等证候。

瘀阻心脉证

【证候特点】 心胸刺痛。

【临床表现】 心悸怔忡,心胸憋闷作痛,痛引肩背内臂,时作时止。或见痛如针刺,舌暗或有青紫斑点。脉细涩或结代。

【常用配伍】 丹参、赤芍、川芎、红花、片姜黄。

【药证探赜】 瘀阻心脉的疼痛以刺痛为特点,伴见舌暗,或有青紫色瘀斑、瘀点,脉细涩或结代等瘀血内阻症状。气血运行不畅,脉道受阻,血滞成瘀,或由寒邪入侵,气血凝滞。胸中为气之宗,血之聚,肝经循行之分野。胸中瘀血阻滞,气机不畅,清阳不升,故心悸怔忡,心胸憋闷疼痛,痛引肩背内臂,时发时止;痛如针刺,并见舌紫暗有紫斑、紫点,脉细涩或结代,为瘀阻心脉之象。蔡以生常以丹参为君,其归心、肝经,取祛瘀止痛,活血通经之功,《本草汇言》云:"丹参,善治血分,去滞生新。"臣以赤芍、川芎助君药活血化瘀,且川芎为"血中气药",活血与行气兼施;佐以红花养血活血,片姜黄破血行气通经。全方活血与行气相伍,既行血分瘀滞,又解气分郁结;是祛瘀与养血同施,则活血而无耗血之虑,行气又无伤阴之弊。

【古籍医方】 血府逐瘀汤(《医林改错》)。

痰阻心脉证

【证候特点】 心胸闷痛。

【临床表现】　心胸闷痛,体胖痰多,身重困倦。舌苔白腻,脉沉滑或沉涩。

【常用配伍】　陈皮、半夏、茯苓、胆南星、炒枳实、甘草。

【药证探赜】　痰浊停滞心脉的疼痛以闷痛为特点,患者多见体胖痰多,身重困倦,苔白腻,脉沉滑或沉涩等痰浊内盛症状。多因饮食不当、恣食肥甘厚味或经常饱餐过度,日久损伤脾胃,运化失司,酿湿生痰,上犯心胸,清阳不展,气机不畅,心脉痹阻,遂成本病;或痰郁化火,火热又可炼液为痰,灼血为瘀,痰瘀交阻,痹阻心脉而成心痛,故见心胸闷痛;痰湿留于内,见体胖痰多,身重困倦;舌苔白滑,脉沉滑或沉涩,均为痰阻心脉之象。蔡以生常以半夏为君燥湿化痰;臣以茯苓健脾渗湿,胆南星清热化痰;佐以枳实破气消痰,陈皮燥湿化痰;甘草益脾和中,协调诸药相合。正如《三因极一病证方论》云"气郁生涎,涎与气搏,变生诸证",全方共奏化痰行气之效,以助全身气机运行。

【古籍医方】　温胆汤(《三因极一病证方论》)。

寒凝心脉证

【证候特点】　心胸剧痛,突然发作,遇寒加剧,得温痛减。

【临床表现】　心胸剧痛,突然发作,遇寒痛剧,得温痛减,形寒肢冷。舌淡苔白,脉沉迟或沉紧。

【常用配伍】　桂枝、桃仁、赤芍、红花、薤白、瓜蒌。

【药证探赜】　寒邪内侵、素体阳虚,胸阳不振,阴寒之邪乘虚而入,寒凝气滞,胸阳不展,血行不畅,而发本病。《素问·举痛论》云:"寒气入经而稽迟,泣而不行,客于脉外则血少,客于脉中则气不通,故卒然而痛。"《诸病源候论·心腹痛病诸候》曰:"心腹痛者,由腑脏虚弱,风寒客于其间故也。"《医门法律·中寒门》云:"胸痹心痛,然总因阳虚,故阴得乘之。"阐述了本病由阳虚感寒而发作,天气变化、骤遇寒凉而诱发胸痹心痛。寒凝心脉的疼痛以痛势剧烈,突然发作,得温痛减为特点,伴见畏寒喜温,肢冷,舌淡苔白,脉沉迟或沉紧等寒邪内盛的症状。蔡以生常以瓜蒌为君宽胸理气,涤痰通脉;臣以薤白通阳散结,行气导滞;桂枝温阳通脉,行滞散瘀;佐以桃仁、红花活血濡润,赤芍凉血散瘀止痛。

【古籍医方】　枳实薤白桂枝汤(《金匮要略》)。

气滞心脉证

【证候特点】　心胸胀痛。发作常与情绪有关。

【临床表现】　疼痛而胀,胁胀,常喜太息。舌淡红,脉弦。

【常用配伍】 柴胡、白芍、川芎、枳壳、香附、郁金、陈皮。

【药证探赜】 气滞心脉的疼痛以胀痛为特点,其发作往往与精神因素有关,常伴见胁胀,善太息,脉弦等气机郁滞的症状。情志失调,忧思伤脾,脾虚气结,运化失司,津液不行输布,聚而为痰,痰阻气机,气血运行不畅,心脉痹阻,发为胸痹心痛;或郁怒伤肝,肝郁气滞,郁久化火,灼津成痰,气滞痰浊痹阻心脉,而成胸痹心痛。沈金鳌《杂病源流犀烛·心病源流》认为七情除"喜之气能散外,余皆足令心气郁结而为痛也"。由于肝气通于心气,肝气滞则心气涩,所以七情太过是引发本病的常见原因。根据"木郁达之"之旨,蔡以生常以柴胡为君调肝气,散郁结;香附专入肝经,既疏肝解郁,又理气止痛;川芎辛散,开郁行气,活血止痛,二药助柴胡疏肝理气止痛;佐以陈皮理气行滞和胃,郁金行气化瘀,清心解郁,枳壳理气宽中,行气消胀,与陈皮相伍以理气行滞调中;白芍、甘草养血柔肝,缓急止痛。是为疏肝行气,和血止痛之良方。

【古籍医方】 柴胡疏肝散(《景岳全书》)。

8. 痰迷心窍证

【证候特点】 以神志异常和痰浊内盛见症为辨证要点。

【临床表现】 意识模糊,甚则昏不知人;或精神抑郁,表情淡漠,神志痴呆,喃喃独语,举止失常;或突然昏仆,不省人事,口吐涎沫,喉有痰声。并见面色晦滞,胸闷呕恶。舌苔白腻,脉滑。

【常用配伍】 半夏、茯苓、胆南星、姜竹茹、天竺黄、石菖蒲。

【药证探赜】 痰迷心窍证是指由于痰浊蒙蔽心神所表现的证候,又称痰迷心包证。多由感受湿浊之邪,阻遏气机,或因情志不遂,气机郁滞,气不行津,津聚为痰;或痰浊夹肝风内扰,致痰浊蒙蔽心神所致。痰浊蒙蔽心窍,神识受蒙,不能自主,故见意识模糊,甚则昏不知人;气郁痰凝,痰气搏结,阻蔽神明,则见神志痴呆,精神抑郁,表情淡漠,喃喃独语,举止失常;痰浊夹肝风闭阻心神,故突然昏仆,不省人事,口吐涎沫,喉中痰鸣;痰浊内阻,清阳不升,浊气上泛,故面色晦滞;胃失和降,胃气上逆,则胸闷作呕;舌苔白腻,脉滑,均为痰浊内盛之征。正如《医学入门》云:"癫症属不足,狂痫属有余,悉由痰迷心窍,胃热结燥,心胃二经主病。"蔡以生常以胆南星为君燥湿祛顽痰;臣以半夏燥湿化痰,降逆散结;佐以姜竹茹清热化痰;茯苓渗湿,健脾化痰,以治生痰之源;天竺黄清热豁痰,凉心定惊;石菖蒲开窍豁痰,醒神益智。全方共奏化痰开窍醒神之功。

【古籍医方】 加味导痰汤(《伤寒六书》)。

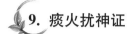

9. 痰火扰神证

【证候特点】 以心火热炽及小便赤涩疼痛为辨证要点。

【临床表现】 躁狂谵语,甚则狂越妄动,打人毁物,胡言乱语,哭笑无常,或见神昏谵语,或发热烦躁,面红目赤,口渴气粗,便秘尿黄,痰黄稠,喉间痰鸣,胸闷,心烦不寐。舌质红,苔黄腻,脉滑数。

【常用配伍】 黄连、大黄、羚羊角或水牛角、知母、石膏、胆南星、姜竹茹。

【药证探赜】 痰火扰神证是由于火热痰浊侵扰心神所表现的证候。多因情志刺激,气机郁滞化火,煎熬津液为痰,或外感湿热之邪,蕴成痰火,或外感热邪,灼津为痰,致痰火内扰引起。如《景岳全书》云:"凡狂病多因于火,此或以谋为失志,或以思虑郁结,屈无所伸,怒无所泄,以致肝胆气逆,木火合邪……若因火致痰者。"痰火扰神有外感和内伤之分。外感热病中,常因邪热亢盛,燔灼于里,炼液为痰,上扰心窍所致。里热炽盛,充斥肌肤,可见高热;热扰心神,则烦躁;火热上炎,则面红目赤,呼吸气粗;邪热伤津,则口渴;邪热炼津为痰,则见吐痰黄稠,或喉间爽鸣;痰与火结,痰火扰心,则见神昏谵语,躁扰发狂;舌质红,苔黄腻,脉滑数为痰火内盛之象。蔡以生常以羚羊角或水牛角为君药清心解毒,豁痰开窍;臣以黄连助牛黄清热泻火解毒,大黄荡涤燥结实热,石膏、知母相须为用,清热生津;佐以胆南星、竹茹清热涤痰定惊。诸药配伍,共奏镇心安神,涤痰清火之功。

【古籍医方】 安宫牛黄丸(《温病条辨》)、程氏生铁落饮(《医学心悟》)。

10. 瘀阻脑络证

【证候特点】 头痛、头晕与瘀血症状并见。

【临床表现】 头晕、头痛经久不愈,痛如锥刺,痛处固定,或健忘,失眠,心悸,或头部外伤后昏不知人,面色晦暗。舌质紫暗或有斑点,脉细涩。

【常用配伍】 生石决明、川芎、白芷、天麻、葛根、蔓荆子、白蒺藜、赤芍、桃仁、红花。

【药证探赜】 本证多由头部外伤后，或久病入络，瘀血内停，阻塞脑络所致。正如《血证论》云："凡有所瘀，莫不壅塞气道，阻塞气机。"瘀血阻滞脑络，不通则痛，故头痛如锥刺；或昏不知人；气血不得正常流布，脑失所养，则头晕时作；痛处固定不移，面晦不泽，舌质紫暗，或有瘀点瘀斑，脉细涩，均为瘀血内阻之征；瘀血不去，新血不生，心神失养，故可见健忘、失眠、心悸等症。本证以头痛、头晕及瘀血证为审证要点。脑窍为诸阳之所聚，五脏六腑之精华、清阳皆会于此。蔡以生常以白芷为君，其辛温，气味芳香，善上行而通窍，行血中之瘀滞，开经络之壅遏，以通经活络止痛；臣以桃仁、红花、赤芍、川芎活血化瘀止痛；佐以石决明、天麻、白蒺藜平肝活血，缓急止痛；葛根、蔓荆子升阳清脑。

【古籍医方】 通窍活血汤（《医林改错》）。

二、肺病常见证候

1. 肺气虚证

【证候特点】 以咳喘无力，咳痰清稀与气虚证并见为辨证要点。

【临床表现】 咳喘无力，咳痰清稀，少气懒言，神疲体倦，动则益甚，或有自汗畏风，易于感冒，面色淡白。舌淡苔白，脉弱。

【常用配伍】 生黄芪、人参、五味子、熟地黄。

【药证探赜】 肺气虚证是指肺气亏虚，呼吸功能减弱，肺主气及卫外功能失职所表现的证候。多由久病咳喘，耗伤肺气；或脾虚失运，生化不足，肺失充养所致。肺气亏虚，宗气不足，肺失宣肃，气逆于上，故咳喘无力，少气懒言；动则耗气，故咳喘益甚；肺气虚，津液不得布散，聚而为痰，则咳痰清稀；肺气虚，不能宣发卫气于肌表，腠理不密，卫表不固，则自汗、畏风，易受外邪侵袭而反复感冒；面色淡白，神疲体倦，舌淡苔白，脉弱，均为气虚之象。蔡以生常以生黄芪、人参为君扶助正气；臣以熟地黄滋阴补血，益精填髓，正如《医方集解》云"肺虚而用参、芪者，脾为肺母，气为水母也，虚则补其母；用熟地黄者，肾为肺子，子虚必盗母气以自养，故用肾药先滋其水，且熟地黄亦化痰之妙品也"；佐以五味子酸温敛肺。全方共奏补益肺肾,敛肺肃肺功效。

【古籍医方】　补肺汤(《云岐子保命集》)。

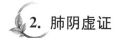

2. 肺阴虚证

【证候特点】　以干咳或痰少而黏及阴虚内热证共见为辨证要点。

【临床表现】　干咳,或痰少质黏难咯,或痰中带血,声音嘶哑,口燥咽干,午后潮热,五心烦热,颧红盗汗,形体消瘦。舌红少津,脉细数。

【常用配伍】　麦冬、生地黄、熟地黄、百合、玄参、白芍、桔梗。

【药证探赜】　肺阴虚证是指由于肺阴亏虚,失于清肃,虚热内生所表现的证候。本证多由燥热伤肺,或痨虫蚀肺,耗伤肺阴;或因久咳不愈,耗损肺阴所致。肺阴不足,虚热内生,肺失清肃,气逆于上,故干咳或痰少而黏;虚火灼伤肺络,则痰中带血;阴液亏虚,咽喉失润,形体失养,则声音嘶哑,口燥咽干,形体消瘦;阴虚阳亢,虚热内炽,则午后潮热,五心烦热;热扰营阴则盗汗,虚火上炎则颧红;舌红少津,脉细数,为阴虚内热之象。蔡以生常以百合、生地黄、熟地黄为君,百合生津润肺,生地黄、熟地黄滋肾壮水,以制虚火,三药相伍润肺滋肾,金水并补,共为君药,正如《医方集解》云:"此手太阴、足少阴药也。金不生水,火炎水干,故以二地助肾滋水退热为君。"臣以麦冬、玄参养阴清热;佐以白芍养血敛阴,并配桔梗利咽喉,为使药。诸药合用,使肺肾之阴渐充,虚火自清,以达固护肺金之目的。

【古籍医方】　百合固金汤(《慎斋遗书》)。

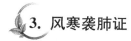

3. 风寒袭肺证

【证候特点】　以咳嗽,咳痰稀白与风寒表证并见为辨证要点。

【临床表现】　咳嗽,痰稀色白,鼻塞,流清涕,喉痒,微有恶寒发热,无汗,或见头身疼痛。舌苔薄白,脉浮紧。

【常用配伍】　杏仁、桔梗、荆芥、紫菀、细辛、干姜。

【药证探赜】　风寒袭肺证是指风寒之邪侵袭肺表,肺卫失宣所表现的证候。无论外感六淫或内伤所生,皆侵及于肺而致咳嗽。肺为娇脏,外合皮毛,风寒之邪袭表犯肺,肺气被束,失于肃降,则咳嗽;肺津不布,聚成痰饮,随肺气上逆,则咳痰清稀;鼻为肺窍,肺气失宣,鼻咽不利,则鼻塞,流清涕,喉痒;风寒袭表,卫阳被遏,肌表失于温煦,则微恶风寒,正气抗邪则发热;寒邪凝滞经络,经气不利,则头身疼痛;寒性收引,腠理闭塞,则无汗;舌苔薄白,脉浮紧,为外感风寒之征。蔡以生常以杏仁、桔梗为君,一降一升,宣肺利咽,止咳平喘;臣以荆芥、紫菀祛风解表,止咳化痰;佐以细辛、干姜温化痰饮。正如《临证指南医案》:"因于寒者,辛温散之。"

【古籍医方】 三拗汤(《太平惠民和剂局方》)。

4. 风热犯肺证

【证候特点】 以咳嗽,痰黄稠,咽痛与风热表证并见为辨证要点。

【临床表现】 咳嗽,痰稠色黄,鼻塞,流浊涕,咽喉肿痛,发热,微恶风寒,口微渴。舌尖红,苔薄黄,脉浮数。

【常用配伍】 金银花、黄芩、鱼腥草、射干、桔梗、杏仁、甘草。

【药证探赜】 风热犯肺证是指风热之邪侵袭肺系,肺卫失宣所表现的证候。外感咳嗽病性属实,病久亦可邪实转为正虚。风热袭肺,肺失清肃,肺气上逆,故咳嗽;肺气失宣,鼻窍不利,津液为热邪所灼,故鼻塞流浊涕;风热上扰,咽喉不利,故咽喉肿痛;风热袭表,卫气抗邪,则发热;卫气郁遏,肌表失于温煦,则恶寒;热伤津液,则口微渴;舌尖红,苔薄黄,脉浮数为风热袭表犯肺之征。蔡以生常以金银花、黄芩为君清热解毒;臣以鱼腥草、射干清解肺热,消痰利咽;佐以桔梗、杏仁宣肺利咽,止咳平喘;以甘草为使,调和诸药。正如《杂病广要·咳嗽篇》中论述:"咳之为病,有新久虚实之殊,新咳者,肺有实邪,风则散之,寒则发之,热则清之。"

【古籍医方】 桑菊饮(《温病条辨》)。

5. 燥邪犯肺证

【证候特点】 以干咳或痰少难咯,口、鼻、唇、咽干燥及表证并见为辨证要点。

【临床表现】 干咳,或痰少质黏难咯,甚则胸痛,痰中带血,或见鼻衄,口、鼻、唇、咽干燥,便干尿少,微有发热恶风寒,无汗或少汗。舌苔薄而干燥少津,

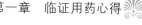

脉浮数或浮紧。

【常用配伍】　杏仁、南沙参、桔梗、蝉衣、麦冬、牛蒡子。

【药证探赜】　燥邪犯肺证是指燥邪侵犯肺卫,肺卫失宣,肺系津液耗伤所表现的证候。根据燥邪偏寒、偏热之不同,而有凉燥与温燥之分。温燥常出现在夏秋交替之时,凉燥多在秋冬交替之时。燥邪犯肺,易伤肺津,肺失滋润,清肃失职,故干咳,或痰少质黏难咯;甚则损伤肺络,而见胸痛,痰中带血,鼻衄;燥邪伤津,失于滋润,则口、鼻、唇、咽干燥;肠道失润,则大便干燥;津液耗伤,则尿少;燥邪袭表,卫气失和,则微热,恶风寒;若燥与寒并,寒主收引,腠理闭塞,可见无汗,脉浮紧;燥与热合,腠理开泄,则见少汗,脉浮数;舌苔薄而干燥少津,为燥邪袭表犯肺之象。蔡以生常以桔梗、杏仁为君宣肺利咽,止咳平喘;臣以蝉衣、牛蒡子肃肺止咳;佐以沙参、麦冬生津润燥。正如《成方便读》云:"此因燥邪伤上,肺之津液素亏,故见右脉数大之象,而辛苦温散之法,似又不可用矣。"

【古籍医方】　桑杏汤(《温病条辨》)。

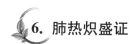

6. 肺热炽盛证

【证候特点】　新病势急,咳喘气粗,鼻翼煽动与火热症状共见。

【临床表现】　发热,口渴,咳嗽,气粗而喘,甚则鼻翼煽动,鼻息灼热,胸痛,或咽喉肿痛,小便短赤,大便秘结。舌红苔黄,脉洪数。

【常用配伍】　金银花、黄芩、石膏、生白芍、射干、甘草、鱼腥草、瓜蒌皮。

【药证探赜】　肺热炽盛证是指邪热内盛于肺,肺失清肃而出现的肺经实热证候,简称肺热证或肺火证。多因外感风热入里,或风寒之邪入里化热,蕴结于肺所致,以肺系症状和里实热证并见为审证要点。热邪入里,则见发热,口渴;肺热炽盛,清肃失司,气逆于上,则咳喘,气喘;肺窍不利,则鼻煽;热邪上熏咽喉,则咽喉肿痛;里热蒸腾,津液受损,则口渴,便秘尿赤;舌红苔黄,脉洪数为里实热之象。蔡以生常以金银花、黄芩为君清泄肺热;臣以石膏、射干、鱼腥草、瓜蒌皮清化痰热;佐以生白芍止咽痛;以甘草为使,调和诸药。正如《杂病广要·咳嗽篇》中论述:"咳之为病,有新久虚实之殊,新咳者,肺有实邪,热则清之,火则泻之,痰则涤之。"

【古籍医方】　桑白皮汤(《圣济总录》)。

7. 痰热蕴肺证

【证候特点】 以咳喘,痰多黄稠或脓血腥臭痰及里实热证并见为辨证要点。

【临床表现】 咳嗽,痰黄稠量多,气喘息粗,鼻煽气灼,咽喉红肿疼痛,或喉中痰鸣,或咳吐脓血腥臭痰,胸痛,壮热口渴,小便短黄,大便秘结。舌红苔黄或黄腻,脉滑数。

【常用配伍】 炙麻黄、杏仁、石膏、甘草、鱼腥草、金荞麦、知母。

【药证探赜】 痰热蕴肺证是指痰热内盛,壅滞于肺,肺失清肃所表现的肺经实热证。多由热邪犯肺,或寒邪郁而化热,灼伤肺津,炼液成痰,蕴结于肺所致。痰热壅阻于肺,肺失清肃,肺气上逆,故咳嗽,气喘息粗;肺热上熏咽喉,气血壅滞,故咽喉红肿疼痛;肺开窍于鼻,邪热迫肺,肺气不利,故见鼻煽气灼;痰热互结,随肺气上逆,故咯痰黄稠量多,或喉中痰鸣;若痰热阻滞肺络,气滞血壅,肉腐血败,则见咳吐脓血腥臭痰,胸痛;里热蒸腾,则发热;伤津,则口渴、便秘,小便短黄;舌红苔黄或黄腻,脉滑数,为痰热内盛之征。蔡以生常以炙麻黄、石膏为君,宣肺清肺;臣以杏仁、鱼腥草宣肺止咳化痰;佐以金荞麦、知母祛痰止咳,清热泻火;使以甘草益气和中,调和诸药。正如《慎斋遗书》云:"因于火,宜清润之。"

【古籍医方】 清金化痰汤(《医学统旨》)。

8. 寒痰阻肺证

【证候特点】 以咳喘,痰白量多易咯及形寒肢冷等寒证表现为辨证要点。

【临床表现】 咳嗽,气喘,痰多稀白或黏稠易咯,或喉间哮鸣有声,胸闷,形寒肢冷。舌淡,苔白腻或白滑,脉弦或滑。

【常用配伍】 麻黄、桂枝、细辛、干姜、五味子、半夏。

【药证探赜】 寒痰阻肺证是指寒饮或痰浊停聚于肺,肺失宣降所表现的证候,又称痰湿阻肺证。多由素有痰疾,复感寒邪,内客于肺;或因寒湿袭肺,或因脾阳不足,寒从内生,聚湿成痰,上干于肺所致。寒痰或痰浊阻肺,肺失宣降,肺气上逆,则咳嗽,气喘,痰多稀白,或黏稠易咯;痰气搏结,上涌气道,则喉间哮鸣有声;寒痰阻闭于肺,肺气不利,则胸部满闷;寒凝阳气郁而不达,肌体失于温煦,则形寒肢冷;舌淡苔白腻或白滑,脉弦或滑,为寒饮痰浊内停之象。蔡以生常以麻黄、桂枝为君,温化痰饮;臣以细辛、干姜温肺散寒化饮;佐以五味子敛肺生津,半夏燥湿化痰。正如《丹溪心法》云:"燥湿渗湿则不生痰。"

【古籍医方】 二陈汤(《太平惠民和剂局方》)。

9. 饮停胸胁证

【证候特点】 胸廓饱满,胸胁胀闷或痛。

【临床表现】 胸廓饱满,胸胁胀闷或痛,咳嗽,气喘,呼吸、咳嗽或转体时牵引胁痛,或头晕目眩。舌苔白滑,脉沉弦。

【常用配伍】 葶苈子、桔梗、鱼腥草、薏苡仁、冬瓜仁、桃仁、芦根、蒲公英、金银花、甘草。

【药证探赜】 饮停胸胁证是水饮停于胸胁,气机受阻所表现的证候。肺气郁滞,气不布津,停而为饮。饮停气滞,脉络受阻,故咳唾引痛;因水饮已成,气机升降痹窒,反见痛轻喘息加重;饮邪上迫肺气,则咳逆不能平卧;饮在胸胁,故胁胀满隆起;舌苔白滑,脉沉弦,为水结于里之候。蔡以生常以葶苈子为君泻肺逐水;臣以薏苡仁利水渗湿,冬瓜仁化痰排脓,利水消肿,桔梗宣肺利咽,祛痰排脓,鱼腥草清热解毒,消痈排脓;佐以桃仁活血祛瘀,芦根清热生津,蒲公英、金银花清热解毒;以甘草为使健脾和中,调和诸药。正如《景岳全书》云:"葶苈子:'善逐水气'。"

【古籍医方】 十枣汤(《伤寒论》)。

10. 风水相搏证

【证候特点】 突起头面浮肿与卫表症状共见。

【临床表现】 眼睑头面浮肿,继而遍及全身,上半身肿甚,起势迅速,皮肤薄而发亮,小便短少,或见恶寒发热,咽喉肿痛。舌苔薄白或薄黄,脉浮紧或浮数。

【常用配伍】 麻黄、连翘、赤小豆、桑白皮、杏仁、生姜皮、甘草、石韦、车前子。

【药证探赜】　风水相搏证是指风邪外袭,肺卫失宣,水湿泛溢肌肤,以突起头面浮肿及卫表症状为主要表现的证候。水液运行受阻,停聚肌表,则发为眼睑头面浮肿;风湿邪气侵袭肌表,肺气不降,津液下行不畅,则小便短少;风邪袭肺,卫表失固,则恶风;舌苔薄白或薄黄,脉浮紧或浮数为风邪袭表,肺气闭塞之象。蔡以生常以麻黄、杏仁为君,宣肺疏风;臣以连翘、赤小豆、桑白皮清热宣肺;佐以石韦、车前子淡渗利水,生姜皮行水消肿;甘草为使,调和诸药。正如《景岳全书》云:"凡水肿等证,乃肺、脾、肾三脏相干之病……水化于气,故其标在肺。"

【古籍医方】　越婢加术汤(《金匮要略》)。

三、脾病常见证候

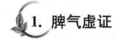

1. 脾气虚证

【证候特点】　以食欲减退,腹胀,便溏和气虚见症为辨证要点。

【临床表现】　食欲减退,食后饱胀或腹胀,大便稀溏或先干后清,神疲或体倦乏力,消瘦或虚肿,少气懒言,面色萎黄或淡白,排便无力,腹痛绵绵、喜按,肠鸣,口淡乏味。舌质淡或胖嫩有齿痕,苔白润,脉缓弱或沉细弱或虚大。

【常用配伍】　人参、白术、茯苓、甘草。

【药证探赜】　脾气虚证是指脾气不足,运化功能减退所表现的虚弱证候。多由饮食失调、劳倦思虑过度,或吐泻日久,损伤脾土,或禀赋不足,素体虚弱以及其他慢性疾患耗伤脾气所致。脾气不足,运化失健,胃气亦弱,受纳腐熟功能减退,故食欲减退,腹胀,口淡乏味;食后脾气愈困,消化更难,故腹胀尤甚,此为脾虚腹胀的特点;脾虚失运,水湿不化,清浊不分,并走肠中,故大便清薄或先干后清;脾主肌肉四肢,脾气不足,气血生化乏源,肌肉四肢及全身失于气血的充养,可见倦怠乏力,形体消瘦,面色萎黄或淡白;脾气亏虚,水谷精气化生不足,宗气亦虚,则少气懒言,排便无力;脾虚失运,水湿、痰饮浸渍肌肤,可致形体肥胖,浮肿,舌胖嫩有齿痕;舌淡苔白润,脉缓弱或沉细弱或虚大为脾气虚弱之象。蔡以生常以人参为君,益气健脾;臣以白术、茯苓健脾渗湿;佐以甘草健脾和中。正如《证治汇补》云:"大抵心下痞闷,必是脾胃受亏……久之固中气,参、术、苓、草之类,佐以他药。"

【古籍医方】 补中益气汤(《脾胃论》)。

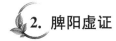

2. 脾阳虚证

【证候特点】 以脾虚失运之食少,腹胀或痛,便溏和阳虚证并见为诊断依据。

【临床表现】 食少纳呆,脘腹胀满,大便溏薄清稀,或完谷不化,腹部冷痛,喜温喜按,畏寒怯冷,四肢不温,口淡不渴,或周身浮肿,小便短少,或白带量大质稀。舌质淡胖或边有齿痕,苔白滑,脉沉迟无力。

【常用配伍】 黄芪、人参、肉桂、生姜、甘草。

【药证探赜】 脾阳虚证是指脾阳虚衰,失于温运,阴寒内生所表现的虚寒证候,亦可称脾虚寒证。多由脾气虚进一步发展而来,也可因饮食失调,过食生冷,或过服寒凉药物,损伤脾阳,或因肾阳不足,命门火衰,火不生土而致。脾阳虚衰,运化无力,精微不布,则食少腹胀;中焦虚寒,寒凝气滞,"阳气不足,阴气有余,则寒中肠鸣腹痛"(《灵枢·五邪》),故腹部冷痛,且喜温喜按;阴寒内盛,水湿不化,流注肠中,故见大便溏薄清稀,甚则完谷不化;脾阳不振,温运无力,水湿内停,膀胱气化失司,则小便不利;水湿泛溢肌肤,则周身浮肿;水湿下注,损伤带脉,带脉失约,则女子带下色白清稀量多;脾阳虚衰,失于温煦,故畏寒怯冷,四肢不温;水湿内盛,则口淡不渴;舌淡胖或边有齿痕,苔白滑,脉沉迟无力,均为阳虚、水湿不化之象。蔡以生常以黄芪为君健脾益气,臣以人参健脾和胃,佐以肉桂、生姜、甘草甘温和中。正如《脾胃论·脾胃虚实传变论》云:"元气之充足,皆由脾胃之气无所伤,而后能滋养元气。"

【古籍医方】 理中汤(《伤寒论》)。

3. 脾阴虚证

【证候特点】 以食少,腹胀,便清和阴虚证共见为辨证要点。

【临床表现】 食少,腹胀,食后尤甚,大便溏薄,或秘结,或溏结不调,口干唇燥,形体消瘦,面色无华,倦怠乏力,手足心热。舌红少津,苔少或无,脉细无力。

【常用配伍】　山药、石斛、南沙参、生地黄、甘草、黄连。

【药证探赜】　脾阴虚证是指脾阴不足,运化失司所表现的虚弱证候。多由饮食不节,过食肥甘厚味、辛辣香燥之品,或劳倦思虑过度,或汗吐下太过,或脾病日久不愈所致。脾阴不足,运化失司,消化吸收功能减退,故食少,腹胀,大便溏薄;脾主肌肉四肢,脾阴匮乏,则营血不足敷布,运化失健,则气血化源枯乏,以致肌肉四肢及全身失于气血的充养,故形体消瘦,面色无华,倦怠乏力;脾阴亏虚,涎液减少,不能上承,故口干唇燥;肠道失润,则大便秘结;阴虚阳亢,虚火内炽,故手足心热;舌红少津,乃阴虚火旺所致;苔少或无,脉细无力是营阴亏虚之象。蔡以生常以山药为君健脾益气,臣以石斛养阴润燥,沙参益胃生津,生地黄清热凉血,养阴生津;佐以黄连清热燥湿;以甘草为使,调和诸药。正如《慎斋遗书·望色切脉》云:"肝脉弦长,脾脉短,是为脾阴不足,宜山药、莲子、五味之类。"

【古籍医方】　中和理阴汤(《不居集》)。

4. 脾虚气陷证

【证候特点】　以脘腹坠胀,久泄久痢,内脏下垂和脾气虚证并见为辨证要点。

【临床表现】　脘腹坠胀,食后益甚,或便意频数,肛门坠胀,或久泄久痢不止,甚或脱肛,或子宫下垂,或小便混浊如米泔。常伴见肢倦乏力,少气懒言,声低无力,头晕目眩,面色萎黄,形体消瘦,食少便溏。舌质淡,苔薄白,脉缓弱。

【常用配伍】　黄芪、人参、柴胡、升麻、炒枳壳、当归。

【药证探赜】　脾虚气陷证是指脾气亏虚,脾主升清功能失司,清气上升无力而致气机下陷的证候。多由脾气虚进一步发展而来,或素体虚弱,或久泄久痢,或劳累过度,或妇女孕产过多,产后失于调护等原因损伤脾气所致。脾气主升,能升发清阳,举托内脏。脾气亏虚,运化失健,肌肉、筋脉失于精微物质的充养,无力举托内脏,故见内脏下垂;胃腑下垂,故脘腹坠胀;食则气陷更甚,故脘腹更觉不舒;中气下陷,则便意频数,肛门坠胀,"清气在下,则生飧泄"(《素问·阴阳应象大论》),故久泄久痢不止,甚至脱肛;运化失健,肌肉、筋脉失于精微物质的充养,故可见肢倦乏力;脾虚气陷,精微物质不循常道而反下注膀胱,故见小便混浊如米泔;清阳不升,头目失养,则头昏目眩;脾气虚弱,健运失职,故食少便溏;气血生化匮乏,上不能荣养头面,外不能濡养肌肤,故见面色萎黄,形体消瘦;功能活动减退,则见少气懒言,声低无力;舌质淡,苔薄白,脉缓弱皆为脾气虚弱的表现。蔡以生常以黄芪为君补中益气,升阳固表;臣以人参,与黄芪合用增强补益中气之功;佐以柴胡、升麻升阳举陷,血为气之母,气虚时久,营血亦亏,用当归养血和营,炒枳壳涩肠止泻。正如《脾胃论》云:"以辛甘温之剂,补其中而升其阳,甘寒以泻其火则愈矣。《经》曰:劳者温之,损者益之。甘温能除大热,大忌苦寒之药,损其脾胃。脾胃之证,始得则热中,今立治势得之证。"

【古籍医方】　补中益气汤(《脾胃论》)。

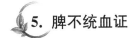

5. 脾不统血证

【证候特点】　以出血表现和脾气虚证共见为辨证要点。

【临床表现】　便血,尿血,肌衄,齿衄,鼻衄,或如女月经过多,崩漏等各种慢性出血表现。常伴见食少腹胀,便溏,面色无华或萎黄,神疲乏力,少气懒言。舌淡苔白,脉细弱。

【常用配伍】　黄芪、人参、白术、当归、茯苓、生地黄、白及、仙鹤草、阿胶、鸡血藤。

【药证探赜】　脾不统血证是指脾气虚弱,不能统摄血液,而致血溢脉外,以慢性出血为主要表现的证候。多由久病脾气虚弱,或劳倦、思虑过度,损伤脾气。脾气亏虚,统摄无权,血不循经而溢脉外,故见各种出血症状:溢于胃肠,则见便血;溢于膀胱,则见尿血;血溢肌肤,则为肌衄;溢于齿、鼻,则见齿衄、鼻衄。脾虚失于统摄,冲任不固,所以见妇女月经过多,甚则崩漏。脾气不足,运化失健,故食少腹胀,便溏。脾虚气血生化乏源,加之反复出血,气血两虚,故面色无华或萎黄,神疲乏力,少气懒言。舌淡苔白,脉细弱,为气血亏虚之象。蔡以生常以黄芪、人参为君健脾益气;臣以白术甘温补气,可增强黄芪健脾益气之功,当归甘辛微温,滋养营血,茯苓补益心脾;佐以生地黄养阴生津,白及止血,仙鹤草收敛止血,阿胶补血止血,鸡血藤行血补血。正如《金匮要略》沈目南注:"五脏六腑之血,全赖脾气统摄。"

【古籍医方】　归脾汤(《脾胃论》)。

6. 寒湿困脾证

【证候特点】 以脘腹痞胀,纳呆,呕恶,便溏等脾胃纳运功能障碍和寒湿内盛的表现共见为辨证要点。

【临床表现】 脘腹痞闷胀痛,口腻纳呆,腹痛便溏,泛恶欲呕,口淡不渴,头身困重,面色晦黄,或肌肤面目发黄,黄而晦暗如烟熏,或肢体浮肿,小便短少或妇女白带量多质稀。舌淡胖,苔白腻,脉濡缓。

【常用配伍】 苍术、厚朴、附子、肉桂、陈皮、茯苓、生姜、甘草。

【药证探赜】 寒湿困脾证是指寒湿之邪内盛,中阳受困所表现的证候,又称湿困脾阳证或寒湿中阻证。多因饮食不节,过食生冷,致使寒湿停滞中焦;或气候阴雨多湿,冒雨涉水,久居潮湿,寒湿内侵伤中;或因恣食肥甘,内湿素盛导致中阳不展,以致寒湿内生。脾喜燥恶湿,与胃相表里,寒湿内盛,中阳受困,脾胃纳运升降失常,脾气被遏,运化失司,故脘腹痞闷胀痛,纳呆,便溏;寒湿中阻,胃失和降,胃气上逆,则泛恶欲呕;湿为阴邪,其性重着,流注肢体,阻遏清阳,以致头身困重;湿阻气滞,气血不能外荣肌肤,可见面色晦黄;寒湿困阻中焦,气机不畅,肝胆疏泄失职,致胆汁外溢,故面目肌肤发黄,黄而晦暗如烟熏;脾阳为寒湿所困,失于温化,水湿泛溢肌肤,故肢体浮肿;膀胱气化受阻,则小便短少;寒湿下注,带脉不固,可见妇女带下量多质稀;口淡不渴,舌淡胖,苔白腻,脉濡缓均为寒湿内盛之象。蔡以生常以苍术、厚朴为君健脾燥湿;臣以附子、肉桂温脾肾,祛寒湿,助阳行水;佐以茯苓健脾渗湿,陈皮理气化痰,生姜温中止呕;以甘草为使,调和诸药。正如《素问·至真要大论》云:"诸湿肿满,皆属于脾。"

【古籍医方】 实脾饮(《济生方》)。

7. 湿热蕴脾证

【证候特点】 以脘腹痞满,纳呆呕恶,便溏,阳黄和湿热内蕴表现共见为辨证要点。

【临床表现】 脘腹痞满,纳呆厌食,恶心呕吐,厌食油腻,口苦而黏,大便秘结,或便溏不爽,头身困重,或身黄、目黄,色泽鲜明如橘皮色,小便黄,或皮肤瘙痒,或身热起伏,汗出热不解。舌红,苔黄腻,脉濡数。

【常用配伍】 苍术、白术、半夏、厚朴、藿香、佩兰、黄连、焦山楂、炒神曲、甘草。

【药证探赜】 湿热蕴脾证是指湿热之邪内蕴中焦,影响脾的运化功能所表现的证候。多由感受湿热之邪,或饮食不节,过食肥甘酒酪,酿湿生热,内蕴脾胃所致。湿热蕴结脾胃,纳运失职,升降失常,故脘腹痞闷,纳呆厌食;湿热为患,胃气上逆,故见恶心呕吐,厌食油腻,口苦而黏;湿热蕴结肠胃,腑气不通,故大便秘结;湿热交阻,下迫大肠,可见大便溏泄不爽;湿热下注,膀胱气化失司,则小便发黄;湿性重着,内困于脾,浸渍肢体,阻遏清阳,则头身困重;湿热内蕴脾胃,熏蒸肝胆,疏泄失职,致胆汁不循常道,外溢肌肤,故身目发黄,黄而鲜明如橘皮色,皮肤瘙痒;湿遏热伏,热处湿邪难以透达,故身热起伏,汗出热不解;舌红,苔黄腻,脉濡数皆为湿热内蕴之现象。蔡以生常以半夏、黄连为君,半夏清热燥湿化痰,黄连清热燥湿,泻火除烦;臣以藿香、佩兰化湿和胃;佐以苍术、厚朴、白术健脾燥湿,焦山楂、神曲消食和胃;以甘草为使,调和诸药。正如《诸病源候论·脾胃诸病候》云:"脾胃二气相为表里,胃受谷而脾磨之,二气平调,则谷化而能食。"

【古籍医方】 黄连温胆汤(《六因条辨》)。

四、肝病常见证候

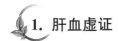

1. 肝血虚证

【证候特点】 以两目、爪甲、筋脉失养或冲任失充和血虚表现为辨证要点。

【临床表现】 视物模糊或夜盲,爪甲枯槁不泽,妇女可见月经量少色淡,甚至闭经,或肢体麻木,关节拘急不利,手足震颤,肌肉瞤动,头晕,面、唇淡白无华。舌淡,脉细。

【常用配伍】 当归、生地黄、熟地黄、白芍、菊花、天麻、枸杞子、女贞子、墨旱莲。

【药证探赜】 肝血虚证是指全身营血亏虚,肝脏藏血不足,所系的目、爪甲、筋或冲任等失养失充所表现的虚弱证候。多由营血生化不足,或失血过多,或久病耗伤肝血所致。肝脏藏血不足,目失所养,则视物模糊或夜盲;爪甲失养,则枯槁不泽;筋脉失养,血虚生风,故肢体麻木,关节拘急不利,手足震颤,肌肉瞤动;血海空虚,冲任失充,故月经量少色淡、闭经;血虚失养,故头晕,面、唇淡白无华,舌淡,脉细。蔡以生常以熟地黄为君滋阴补血,益精填髓;臣以当归补血活血,白芍养阴柔肝;佐以枸杞子、女贞子、墨旱莲滋补肝肾,生地黄清热凉血生津,菊花平肝明目,天麻平肝息风止痉。正如《景岳全书》云熟地黄:"惟是生者性凉,脾胃喜暖,故脾阳不足者,所当慎用;至若熟则性平,禀至阴之德,气味纯静,故能补五脏之真阴,而又于多血之脏为最要。""诸经之阴血虚者,非熟地不可。"

【古籍医方】 小营煎(《景岳全书》)。

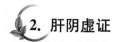

2. 肝阴虚证

【证候特点】 以两目、胁络、筋脉失养见症及全身阴虚内热表现为辨证要点。

【临床表现】 两目干涩,视力减退,或胁肋隐隐灼痛,或见手足蠕动,头晕目眩,午后颧红,面部烘热,潮热盗汗,五心烦热,口燥咽干。舌红少苔少津,脉弦细而数。

【常用配伍】 南沙参、麦冬、生地黄、当归、枸杞子、白芍、菊花。

【药证探赜】 肝阴虚证是指肝之阴液亏损,目、筋和胁络失去濡养,虚热内扰所表现的虚弱证候。多由五志化火,或温热病后,耗损肝阴,或因肾阴亏虚,水不涵木,或湿热侵犯肝经,久则耗伤肝阴所致。肝阴不足,头目失养,故两目干涩,视力减退,头晕目眩;虚热灼伤胁肋,则胁肋隐隐灼痛;阴虚筋脉失养,故手足蠕动;机体失于滋润濡养,故形体消瘦,口咽干燥,舌少苔少津,脉细;阴虚不能制阳,虚热内生,则见午后颧红,面部烘热,潮热盗汗,五心烦热,舌红脉数;脉弦乃肝脉不疏之征。蔡以生常以沙参、麦冬为君,滋阴润燥;臣以生地黄清热养阴生津,枸杞子滋阴养肝明目;佐以当归补血活血,白芍养阴柔肝,菊花清肝明目。正如《素问·至真要大论》唐代王冰注云:"壮水之主,以制阳光。"

【古籍医方】 六味地黄丸(《小儿药证直诀》)。

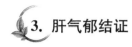

3. 肝气郁结证

【证候特点】 以情志抑郁,肝经循行部位胀痛为辨证要点。

【临床表现】 情志抑郁、易怒,胸胁或少腹胀痛、窜痛,胸闷,善太息,妇女可见乳房作胀疼痛,痛经,月经不调,甚则闭经。或见梅核气,或见瘿瘤、瘰疬,或见胁下癥块。病情轻重与情志变化关系密切。舌苔薄白,脉弦。

【常用配伍】 柴胡、枳实、白芍、甘草。

【药证探赜】 肝气郁结证是指肝的疏泄功能失常,而致肝经气机郁滞所表现的证候。多由情志不遂,郁怒伤肝,或突然强烈的精神刺激,或是其他病邪阻滞引起肝气失于疏泄条达所致。肝气郁结,情志不调,故情绪抑郁、易怒,善太息;疏泄失常,不能条达,则胸胁、少腹胀痛,或窜痛,胸闷,脉弦;冲任失调,见妇女乳房胀痛,痛经,月经不调,经闭;气郁痰凝,结于咽喉颈项,可见梅核气,或瘿瘤、瘰疬;气郁血瘀,阻于胁下,可见癥块;情志不舒常可导致或加重肝气郁结,故病情轻重每随情绪波动而改变。蔡以生常以柴胡为君,疏肝解郁;臣以枳实行气消积;佐以白芍柔肝止痛;以甘草为使,调和诸药。正如《证治汇补》云:"郁病虽多,皆因气不周流,法当顺气为先。"

【古籍医方】 柴胡疏肝散(《医学统旨》)。

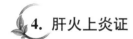

4. 肝火上炎证

【证候特点】 以肝经循行的头、目、耳、胁等部位火热炽盛表现为辨证要点。

【临床表现】 头晕胀痛,面红目赤,急躁易怒,或胁肋灼痛,或耳鸣耳聋,或耳内肿痛流脓,或失眠多梦,或吐血、衄血,口苦口干,大便秘结,小便短黄。舌质红,苔黄,脉弦数。

【常用配伍】 龙胆草、黄芩、栀子、泽泻、当归、车前子、柴胡、甘草。

【药证探赜】 肝火上炎证是指肝火内炽,气火上逆所表现的实热证候。多由情志不遂,气郁化火,或外感火热之邪,或因嗜好烟酒辛辣之物,酿热化火,以致肝胆气火上逆。肝火内炽,上攻头目,故头晕胀痛,面红目赤;肝失柔和之性,则急躁易怒,胁肋灼痛,脉弦;肝热移于胆,胆热上炎,故口苦,耳鸣耳聋,或耳内肿痛流脓;火热内扰,神魂不安,故失眠多梦;热伤血络,迫血妄行,可见吐血、衄血;热灼津伤,见咽干、便结、尿黄;舌红苔黄,脉数乃火热内盛之象。蔡以生常以龙胆草为君,清热燥湿,泻肝胆火;臣以黄芩、栀子清热解毒;佐以泽泻利水渗湿泻热,当归养阴柔肝,车前子清肝明目,柴胡疏肝解郁;以甘草为使,调和诸药。正如《药品化义》云:"胆草专泄肝胆之火……凡属肝经热邪为患,用之神妙……善清下焦湿热。"

【古籍医方】 龙胆泻肝汤(《医方集解》)。

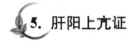

5. 肝阳上亢证

【证候特点】 以头目胀痛,眩晕耳鸣,腰膝酸软为辨证要点。

【临床表现】 头目胀痛,眩晕耳鸣,面红目赤,急躁易怒,失眠多梦,腰膝酸软,头重脚轻。舌红,脉弦或弦细数。

【常用配伍】 石决明、天麻、钩藤、黄芩、栀子、桑寄生、杜仲、牛膝、菊花、甘草。

【药证探赜】 肝阳上亢证是指肝肾阴亏,阴不制阳,亢阳上扰,上盛下虚的证候。多由情志过极,郁而化火,火热耗伤肝肾之阴,或素体阴虚,或房劳太过,或年老久病,导致肝肾阴亏于下,不能制阳,阳气升动太过所致。肝阳亢盛,气血上冲,故头目胀痛,眩晕耳鸣,面红目赤;肝失柔和之性,则急躁易怒,脉弦;肝肾阴亏,筋骨失养,故腰膝酸软;亢阳扰及神魂,故失眠多梦;阳亢于上,阴亏于下,则头重脚轻;舌红,脉细数为阴虚阳亢之象。蔡以生常以生石决明为君,平肝潜阳;臣以天麻、钩藤平肝潜阳,息风止痉;佐以黄芩、栀子清热除烦,菊花疏风平肝,桑寄生、杜仲、牛膝补益肝肾;以甘草为使,调和诸药。正如《素问·至真要大论》云:"诸风掉眩,皆属于肝。"

【古籍医方】 天麻钩藤饮(《杂病证治新义》)。

6. 肝风内动证

肝风内动证泛指患者出现眩晕欲仆、抽搐、震颤等具有以"动摇"特点为主的一类证候,属内风。临床常见有肝阳化风、热极生风、阴虚动风和血虚生风等证候。

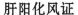

肝阳化风证

【证候特点】 以眩晕欲仆,肢体震颤,手足麻木,或突然昏倒,口眼㖞斜,半身不遂为辨证要点。

【临床表现】 眩晕欲仆,头摇而痛,肢体震颤,言语謇涩,手足麻木,步履不正,或突然昏倒,不省人事,口眼㖞斜,半身不遂,舌强不语,喉中痰鸣。舌红苔腻,脉弦有力或弦细。

【常用配伍】 天麻、钩藤、大黄、瓜蒌、胆南星、枳实、竹沥、陈皮、石菖蒲、水蛭粉。

【药证探赜】 肝阳化风证是指阴虚阳亢,肝阳升发无制,亢极化风所导致的一类动风证候。多由久病阴亏,或肝郁化火,营阴内耗;或素体肝肾阴液不足,阴不制阳,阳亢日久则亢极化风所致。肝风内动,风阳冲逆于上,故眩晕欲仆,头摇而痛,舌红;风动筋脉挛急,故肢体震颤,言语謇涩,脉弦有力;肝阴亏虚,筋脉失养,见手足麻木,脉弦细;阳亢于上,阴亏于下,故步履不正。若风阳暴升,阳盛灼津成痰,肝风夹痰上犯,蒙蔽清窍,则见突然昏倒,不省人事,喉中痰鸣;风痰流窜脉络,故口眼㖞斜,半身不遂,舌强不语;苔腻乃风痰内盛之象。蔡以生常以天麻、钩藤为君,平肝息风;臣以胆南星、瓜蒌清热化痰,导痰热从大便而下,竹沥清热滑痰,镇惊利窍,助君药清热镇惊;佐以大黄、枳实,助瓜蒌导痰热从大便而下,陈皮理气化痰,石菖蒲开窍化痰,水蛭粉入肝经,破血逐瘀。正如《本草汇言》云:"主头风,头痛,头晕虚旋,癫痫强痉,四肢挛急,语言不顺,一切中风,风痰。"

热极生风证

【证候特点】 以高热,神昏,抽搐为辨证要点。

【临床表现】 高热口渴,手足抽搐,颈项强直,两目上视,甚则角弓反张,牙关紧闭,烦躁不宁,或神志昏迷。舌质红绛,苔黄燥,脉弦数。

【常用配伍】 羚羊角、犀角或大剂量水牛角、黄连、生地黄、麦冬、丹参、石菖蒲、郁金、大黄、栀子、金银花、安宫牛黄丸。

【药证探赜】 热极生风证是指由于邪热炽盛,燔灼肝筋,引动肝风所表现的动风证候。本证多见于外感温热病邪,因邪热亢盛,热闭心神,燔灼筋膜,伤津耗液,筋脉拘挛急迫所致。邪热炽盛,则高热持续;邪热炽盛,燔灼肝经,伤津耗液,筋脉失养而拘挛,则四肢抽搐,颈项强直,两目上视,甚则角弓反张,牙关紧闭;火热内盛,内扰心神,见烦躁不宁,谵语;热闭心神,见神志昏迷;肝经热盛，内灼营血，则见高热，舌红绛，苔黄燥，脉弦数。蔡以生常以水牛角为君，清热凉肝息风；臣以金银花辛凉疏散，栀子、黄连清热凉血，郁金清肝泻火，增强君药凉肝息风之功效；佐以生地黄、麦冬清热滋阴凉血，大黄导热从便而出，邪热每多炼液为痰，故又以石菖蒲开窍化痰，或加安宫牛黄丸清热镇惊开窍。正如《重订通俗伤寒论》云："羚角钩藤汤，凉熄肝风法。"

【古籍医方】 羚角钩藤汤（《通俗伤寒论》）。

阴虚风动证

【证候特点】 以手足震颤、蠕动，眩晕与阴虚内热症状共见为辨证要点。

【临床表现】 手足震颤、蠕动，或肢体抽搐，眩晕耳鸣，口燥咽干，形体消瘦，五心烦热，潮热颧红。舌红少津，脉弦细数。

【常用配伍】 生龙骨、生牡蛎、石决明、白芍、龟板、牛膝、知母、天麻、葛根、钩藤、地龙、生地黄、甘草。

【药证探赜】 阴虚动风证是指肝阴亏虚，虚风内动，筋脉失于濡养所表现的动风证候。本证多见于外感热性病后期，阴液耗损；或内伤久病，阴液亏虚，筋脉失养所致。肝阴不足，筋脉失养，筋膜挛急，则见手足震颤、蠕动，或肢体抽搐；阴虚不能上濡头面，故眩晕，眼花，耳鸣；阴虚不能制阳，虚热内扰，故五心烦热，午后潮热，两颧发红；阴液不能上承濡养，则口燥咽干，形体消瘦；舌红少津，脉细数，为阴虚内热，虚热内炽之征；脉弦，主肝病。蔡以生常以怀牛膝为君，其归肝、肾经，入血分，引血下行，并有滋养肝肾之功；龙骨、牡蛎、天麻、钩藤、石决明、龟板、白芍益阴潜阳，镇肝息风，共为臣药；玄参、葛根、知母滋阴清热，合龟板、白芍滋水以涵木，滋阴以柔肝，肝为刚脏，性喜条达而恶抑郁，酌加地龙活血通络；使以甘草，调和诸药。正如《本草经疏》云"牛膝，走而能补，性善下行"，用为君药。

【古籍医方】 镇肝息风汤（《医学衷中参西录》）。

血虚生风证

【证候特点】 以眩晕，肢麻，震颤，瘙痒，拘急，瞤动等与血虚症状共见为辨证要点。

【临床表现】 眩晕，肢体震颤、麻木，手足拘急，肌肉瞤动，皮肤瘙痒，爪甲不荣，面白无华，舌质淡白，脉细或弱。

【常用配伍】 当归、生地黄、熟地黄、鸡血藤、丹参、桃仁、白芍、川芎、制首乌、枸杞子。

【药证探赜】 血虚生风证是指血液亏虚,筋脉失于营养所表现的动风证候。本证多见于内伤杂病,因久病血虚,或急、慢性失血,而致营血亏虚,筋脉肌肤失养所致。肝血不足,不能上荣头面,故头晕,目眩,面白无华;肝在体为筋,爪甲为筋之余,筋失血养,则肢体震颤,手足拘急,肌肉瞤动,爪甲不荣;血虚不能营养肢体、皮肤,则见肢体麻木,皮肤瘙痒;舌淡,脉细或弱,为血虚之象。蔡以生常以熟地黄为君,入肝肾经,滋养阴血,补肾填精;当归归肝、心、脾经,为补血良药,兼活血作用,用以为臣;佐以鸡血藤助当归补血,制首乌助熟地黄补益精血,丹参、桃仁助活血祛瘀之功,川芎活血行气,白芍、生地黄养血益阴,枸杞子滋补肝肾,益精滋阴。地黄始见于《神农本草经》,有鲜、生、熟三种,熟地黄入肝、肾而功专养血滋阴,填精益髓;鲜地黄长于清热凉血;生地黄长于养心肾之阴。

【古籍医方】 四物汤(《仙授理伤续断秘方》)。

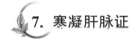

7. 寒凝肝脉证

【证候特点】 以少腹、阴部或巅顶冷痛与寒盛之象共见为辨证要点。

【临床表现】 少腹牵引阴部坠胀冷痛,或男子阴囊收缩引痛,或女子痛经,经色紫暗有块,或见巅顶冷痛,遇寒加甚,得温则减,形寒肢冷。舌淡苔白润,脉沉紧或弦迟。

【常用配伍】 附子、干姜、人参、乌药、吴茱萸、鹿角霜。

【药证探赜】 寒凝肝脉证是指寒邪内侵肝脉,寒凝气滞所表现的证候。本证多由感受外寒,或房事受寒等,以致肝经寒凝气滞所致。足厥阴肝经绕阴器,循少腹,上巅顶。寒性收引、凝滞,寒凝肝脉,阳气被遏,失于温煦,气血运行不畅,经脉收引挛急,故见肝经循行部位疼痛,如少腹牵引阴部坠胀冷痛,或阴囊收缩引痛,或女子痛经,或巅顶冷痛;阴寒内盛,得温则散,遇寒加重,故温则痛减,遇寒痛甚;寒盛阳气被困,失于温运,故形寒肢冷,经暗有块,舌淡苔白润,脉沉迟或弦紧。蔡以生常以乌药为君,疏肝行气,散寒止痛;臣以附子、干姜温中散寒止痛,吴茱萸暖肝以祛寒;佐以人参补气健脾,鹿角霜补肾助阳。诸药合用,使寒凝得散,肝络得调,则腹痛可愈。《本草蒙筌》云:"乌药一名旁其,味辛,气温。气厚于味,阳也。无毒。入足少阴肾经及足阳明胃腑。因多走泄,不甚刚强,诸冷能除。"

【古籍医方】 天台乌药散(《圣济总录》)。

五、肾病常见证候

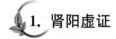1. 肾阳虚证

【证候特点】 以腰膝冷痛,全身功能低下伴见寒象为辨证要点。

【临床表现】 腰膝冷痛,畏寒肢冷,尤以下肢为甚,头目眩晕,精神萎靡,面色㿠白或黧黑;或阳痿,妇女宫寒不孕;或大便久泄不止,完谷不化,五更泄泻;或浮肿,腰以下为甚,按之凹陷不起,甚则腹部胀满,全身肿胀,心悸咳喘。舌淡胖苔白,脉沉弱。

【常用配伍】 蜂房、巴戟天、淫羊藿、鹿角霜、覆盆子、乌药。

【药证探赜】 肾阳虚证是指肾脏阳气虚衰所表现的一类证候。多由素体阳虚,或年高肾亏,或久病伤肾,以及房劳过度等因素引起。腰为肾之府,肾主骨,肾阳虚衰,不能温养腰府及骨骼,则腰膝酸软疼痛;肌肤失于温煦,故畏寒肢冷;肾居下焦,故两足发冷更为明显;阳气不足,心神无力振奋,故精神萎靡不振;气血运行无力,不能上荣于面,故面色㿠白;肾阳极度虚衰,浊阴弥漫肌肤,故面色黧黑无泽;舌淡胖苔白,脉沉弱,均为阳虚,气血运行无力的表现。肾主生殖,肾阳不足,生殖功能减退,男子则阳痿不举,女子则宫寒不孕;命门火衰,火不生土,脾失健运,故久泄不止,完谷不化或五更泄泻;肾阳不足,膀胱气化功能障碍,水液内停,溢于肌肤而为水肿;水湿下趋,且肾处下焦,故腰以下肿甚,按之凹陷不起;水湿泛滥,阻滞气机,则腹部胀满;水气凌心,心神不宁,则心中悸动不安;上逆犯肺,宣降失常,则咳嗽气喘。蔡以生常以鹿角霜补肾中元阳,温里散寒,为君药;臣以巴戟天、淫羊藿、蜂房助君药补肾助阳;佐以乌药散寒止痛,覆盆子益肝肾,固精缩尿。诸药合用,以达到温肾助阳之功。正如《景岳全书》云:"益火之源,以培右肾之元阳。"

【古籍医方】 右归丸(《景岳全书》)。

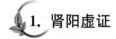2. 肾虚水泛证

【证候特点】 以水肿下肢为甚,尿少,畏冷肢凉等为辨证要点。

【临床表现】 腰膝酸软,耳鸣,身体浮肿,腰以下尤甚,按之没指,小便短

少,畏冷肢凉,腹部胀满,或见心悸,气短,咳喘痰鸣。舌质淡胖,苔白滑,脉沉迟无力。

【常用配伍】　生黄芪、大黄、附子、人参、干姜、茯苓、白术、甘草、丹参、益母草、车前子、泽兰。

【药证探赜】　肾虚水泛证是指肾阳气亏虚,气化无权,水液泛溢,以水肿下肢为甚,尿少、畏寒、肢凉等为表现的一类证候。本证多由久病损伤肾阳,或素体阳气虚弱,气化无权,水湿泛溢等因素引起。肾阳不足,不能蒸腾气化,水湿内停,泛溢肌肤,故身体浮肿;肾居下焦,阳虚气化不行,水湿趋下,故腰以下肿甚,按之没指,小便短少;水气犯脾,脾失健运,气机阻滞,则腹部胀满;水气凌心,抑遏心阳,则心悸;水寒射肺,肺失宣降,则咳嗽气喘,喉中痰鸣;阳虚温煦失职,故畏冷肢凉,腰膝酸冷;舌质淡胖,苔白滑,脉沉迟无力,为肾阳亏虚,水湿内停之征。蔡以生常以附子为君,温肾助阳,以化气行水;臣以茯苓利水渗湿,使水邪从小便去,白术健脾燥湿,大黄泻下通便,导湿热从便而出;佐以生姜之温散,助附子温阳散寒,黄芪补中益气利水湿,丹参、益母草、泽兰活血兼利水消肿,车前子利尿通淋;以甘草为使,调和诸药。正如《伤寒论》云:"少阴病,二三日不已,至四五日,腹痛,小便不利,四肢沉重疼痛,自下利者,此为有水气。其人或咳,或小便利,或下利,或呕者,真武汤主之。"

【古籍医方】　真武汤(《伤寒论》)。

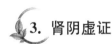

3. 肾阴虚证

【证候特点】　以腰膝酸痛等肾病主要症状和阴虚内热证共见为辨证要点。

【临床表现】　腰膝酸痛,眩晕耳鸣,失眠多梦,男子阳强易举,遗精,妇女经少、经闭,或见崩漏,形体消瘦,潮热盗汗,五心烦热,咽干颧红,溲黄便干。舌红少津,脉细数。

【常用配伍】　熟地黄、山药、枸杞子、山茱萸、茯苓、车前子、赤小豆、炙甘草、青蒿、鳖甲。

【药证探赜】　肾阴虚证是指肾脏阴液不足所表现的证候。多由久病伤肾,或温热病后期,或禀赋不足,房事过度,或过服温燥劫阴之品所致。肾阴不足,髓减骨弱,骨骼失养,则腰膝酸痛;脑海失充,则头晕耳鸣;水火失济,心火偏亢,致心神不宁,而见失眠多梦;相火妄动,则阳强易举;君火不宁,扰动精室,而致精泄梦遗;阴亏则经血来源不足,经量减少,甚至闭经,或虚热迫血,可致崩漏;形体消瘦,潮热盗汗,五心烦热,咽干颧红,溲黄便干,舌红少津,脉细数等均为肾阴亏虚之症。蔡以生常以熟地黄为君,滋阴补肾,填精益髓;山茱萸补养肝肾,并能涩精,山药补益脾阴,亦能固肾,共为臣药;茯苓淡渗水湿,与车前子共泻肾浊,赤小豆健脾消肿,助真阴得复其位,青蒿、鳖甲、枸杞子清透虚热而滋肾阴,炙甘草为使药,调和诸药。正如费伯雄《医方论》云:"地黄丸,非但治肝肾不足,实三阴并治之剂。"

【古籍医方】 六味地黄丸(《小儿药证直诀》)。

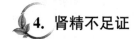

4. 肾精不足证

【证候特点】 以生长发育迟缓,生殖功能减退,以及早衰表现为辨证要点。

【临床表现】 小儿发育迟缓,身材矮小,智力和动作迟钝,囟门迟闭,骨骼痿软。男子精少不育,女子经闭不孕,性功能减退。成人早衰,发脱齿摇,耳鸣耳聋,健忘恍惚,动作迟缓,足痿无力,精神呆钝等。

【常用配伍】 熟地黄、当归、人参、白术、炙甘草、鹿角胶、龟板胶、阿胶、紫河车、远志。

【药证探赜】 肾精不足证是指肾精亏损表现出衰退的证候。多由禀赋不足,先天发育不良,或后天调养失宜,或房事过度,或久病伤肾所致。肾精不足,不能化气生血,充肌长骨,故小儿发育迟缓,身材矮小,囟门迟闭,骨骼痿软;无以充髓实脑,故智力迟钝,动作缓慢,耳鸣耳聋,健忘恍惚;成年则多见早衰。肾主生殖,肾精亏损,则男子精少不育,女子经闭不孕,性功能减退;肾之华在发,肾精不足,则发不长,易脱发;齿为骨之余,失精气之充养,故牙齿动摇,甚则早脱。蔡以生常以鹿角胶温肾壮阳,益精补血,龟板胶填补精髓,滋养阴血,共为君药;臣以熟地黄益肝肾,补精血,紫河车补肾阳,益精血,以辅助龟、鹿二药之功,共为臣药;当归、阿胶补血养血,更用人参、白术、炙甘草补后天,益中气,以增强气血生化之源,远志交通心肾,宁心安神,为佐药。正如《古今名医方论》云:"是方也,一阴一阳,无偏胜之忧;入气入血,有和平之美。由是精生而气旺,气旺而神昌,庶几龟鹿之年矣,故曰二仙。"

【古籍医方】　龟鹿二仙胶(《医便》)。

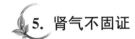

5. 肾气不固证

【证候特点】　以肾与膀胱不能固摄症状表现为辨证要点。

【临床表现】　面白神疲,听力减退,腰膝酸软,小便频数而清,或尿后余沥不尽,或遗尿,或小便失禁,或夜尿频多。男子滑精早泄,女子带下清稀,或胎动易滑。舌淡苔白,脉沉弱。

【常用配伍】　生黄芪、党参、白术、熟地黄、山茱萸、山药、柴胡、升麻、乌药、桑螵蛸、鹿角霜、覆盆子。

【药证探赜】　肾气不固证是指肾气亏虚,固摄无权所表现的证候。多由年高肾气亏虚,或年幼肾气未充,或房事过度,或久病伤肾所致。肾为封藏之本。肾气亏虚,膀胱失约,则见小便频数清长,或尿后余沥不尽,或夜尿颇多,或遗尿,甚或小便失禁;精关不固则精易外泄,故男子可见滑精、早泄;女子带脉失固,则见带下清稀量多;冲任失约,胎元不固,则见胎动不安,以致滑胎;面白神疲,听力减退,腰膝酸软,舌淡,脉沉弱,为肾气亏虚之症。蔡以生常以黄芪补中益气,升阳固表,配伍党参、白术补气健脾,熟地黄、鹿角霜补肾之阴阳,山茱萸补养肝肾,山药补脾兼固肾,诸药与黄芪合用,增强补益中气之功,桑螵蛸、覆盆子固肾涩精止遗,并以少量升麻、柴胡升阳举陷。人参昂贵,此予党参代替人参补脾益气。正如《医宗金鉴》云:"黄芪补表气,人参补里气,炙草补中气,可大补一身之气。"

【古籍医方】　补中益气汤合桑螵蛸散(《内外伤辨惑论》《本草衍义》)。

六、腑病常见证候

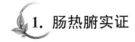

1. 肠热腑实证

【证候特点】　以发热,大便秘结,腹满硬痛为辨证主要依据。

【临床表现】　高热,或日晡潮热,汗多,口渴,脐腹胀满硬痛、拒按,大便秘结，或热结旁流，大便恶臭，小便短黄，甚则神昏谵语、狂乱。舌质红，苔黄厚而燥，或焦黑起刺，脉沉数（或迟）有力。

【常用配伍】　枳实、大黄、白芍、厚朴、石膏、木香、黄连、黄芩。

【药证探赜】　肠热腑实证是指里热炽盛，腑气不通，以发热，大便秘结，腹满硬痛为主要表现的实热证候。本证多因邪热炽盛，汗出过多，或误用发汗，津液耗损，肠中干燥，里热炽盛，燥屎内结而成。里热炽盛，伤津耗液，肠道失润，邪热与肠中燥屎内结，腑气不通，故脐腹部胀满硬痛而拒按，大便秘结；大肠属阳明，经气旺于日晡，故日晡发热更甚；若燥屎内积，邪热迫津下泄，则泻下青黑色恶臭粪水，称为"热结旁流"；肠热壅滞，腑气不通，邪热与秽浊上熏，侵扰心神，可见神昏谵语，精神狂乱；里热熏蒸，迫津外泄，则高热，汗出口渴，小便短黄；实热内盛，故舌质红，苔黄厚而干燥，脉沉数有力；若燥屎与邪热互结，煎熬熏灼，则舌苔焦黑起刺；阻碍脉气运行，则脉来沉迟而有力。蔡以生常以大黄泻热通便，荡涤胃肠实热积滞，为君药；石膏、黄芩、黄连清热燥湿泻火，厚朴下气除满，枳实行气消痞，三者合用，助君药泻热消痞通腑，通导湿热积滞从大便而去，为臣药；白芍与木香缓急行气止痛，缓和腹痛。正如《伤寒论》云："阳明病，潮热，大便微鞕者，可与大承气汤。"

【古籍医方】　大承气汤（《伤寒论》）。

2. 大肠湿热证

【证候特点】　以便次增多，腹痛，下利赤白黏冻，或排泄黄色臭秽大便与湿热内蕴症状并见为辨证要点。

【临床表现】　腹痛，里急后重，下利赤白黏冻，或暴注下泄，或腹泻不爽，色黄而臭，肛门灼热，小便短黄，渴不多饮，或恶寒发热，或但热不寒。舌红，苔黄腻，脉濡数或滑数。

【常用配伍】　白芍、当归、黄芩、黄连、大黄、木香、槟榔、苦参、白头翁、地榆、白及。

【药证探赜】　大肠湿热证是指湿热内蕴，阻滞大肠，传导功能失常所表现的证候。多由夏秋之季，暑湿热毒之邪侵犯肠道；或饮食不节，或饮食不洁所致。湿热蕴结大肠，壅阻气机，则腹痛；湿热熏灼肠道，损伤脉络，血肉腐败，则下利黏冻脓血；热迫肠道，湿邪黏滞，肠道气机不畅，则腹痛阵作而欲泻，但排便不爽,肛门滞重;湿热侵犯大肠,津为热迫而下注,则便次增多,下利黄色臭秽稀便;湿热下注,则肛门灼热;热邪伤津,泻下耗液,则口渴,小便短黄;表邪未解,可见恶寒发热;邪热在里,则但热不寒;舌红,苔黄腻,脉滑数,为湿热内蕴之象。蔡以生常以黄芩、黄连、白头翁清热燥湿解毒,以除治病之因,为君药;重用芍药养血和营,缓急止痛,配以当归养血活血,且可兼顾湿热邪毒熏灼肠络,伤耗阴血之虑,木香、槟榔行气导滞,是为臣药;大黄苦寒,导湿热从便而出,苦参助君药清热燥湿之功,地榆凉血止血,白及收敛止血,共为佐使。正如《素问病机气宜保命集》云:"下血调气。《经》曰:泻而便脓血,气行而血止,行血则便脓自愈,调气则后重自除。"

【古籍医方】 芍药汤(《素问病机气宜保命集》)。

3. 大肠液亏证

【证候特点】 以大便干结,排便困难和阴液亏虚症状共见为辨证要点。

【临床表现】 大便干燥,艰涩难下,数日一行,腹胀,口干咽燥,或伴口臭头晕等症。舌红少津,脉细涩。

【常用配伍】 生白术、生地黄、玄参、麦冬、生白芍、厚朴、生紫菀、火麻仁。

【药证探赜】 大肠液亏证是指津液亏损,肠失濡润,传导失职所表现的证候,又称肠燥津亏证。多由素体阴虚,或年老阴血不足,或久病、吐泻、热病后期等津伤未复,或妇女产后阴血亏虚,大肠失于濡润所致。津液亏虚,肠失濡润,传导迟滞,粪便在大肠中燥化太过,故干结难下,甚至数日一行;燥屎内停,肠道气机不畅,故腹部胀满,腑气不通,浊气不得下泄而上逆,则口臭、头晕;津液亏损,不能上承,则口干咽燥;阴亏燥热内生,故舌红少津;脉道失于充盈濡润,则脉细涩。临床常见的习惯性便秘,多属津液亏虚或气阴两虚所致。蔡以生常以玄参滋阴润燥,壮水制水,启肾水以滋肠燥,为君药;生地黄清热养阴,壮水生津,又肺与大肠相表里,用麦冬、紫菀滋养肺胃阴津以润肠燥,共为臣药;白术、白芍健脾益气滋阴,缓和里急,火麻仁润肠通便,兼滋养补虚,为佐使。正如《温病条辨》云:"阳明温病,无上焦证,数日不大便,当下之,其人阴素虚,不可行承气者,增液汤主之。"

【古籍医方】 增液汤(《温病条辨》)。

4. 肠虚滑泻证

【证候特点】 以利下无度,大便失禁,腹痛隐隐与神疲畏寒症状并见为辨证要点。

【临床表现】 利下无度,或大便失禁,或脱肛,腹痛隐隐,喜温喜按,神疲畏寒。舌淡,苔白滑,脉弱。

【常用配伍】 赤石脂、炮姜、五倍子、石榴皮、炒白芍、炙黄芪、鹿角霜。

【药证探赜】 肠虚滑泻证是指大肠阳气虚衰,温煦固摄失职所表现的证候。多由泻、痢久延不愈所致。久泻久痢,耗伤阳气,大肠阳气虚衰,固摄失职,则下利无度,甚则大便失禁或脱肛;阳气虚衰,阴寒内生,脉络失于温养,则腹部隐痛,喜温喜按;舌淡,苔白滑,脉弱为阳虚寒盛之象。蔡以生常以赤石脂为君,涩肠止泻;石榴皮、五倍子酸涩收敛,助君药加强收敛止泻之功,炮姜温中涩肠,共为臣药;君臣相须为用,体现"急则治标""滑者涩之"之法;然固涩之品仅能治标塞流,不能治本,故以鹿角霜温肾暖脾,炙黄芪补气健脾,两药合用温补脾肾以治本;痢下日久,每伤阴血,故又佐以白芍养血和营,共成调气和血,既治下痢腹痛后重,又使全方涩补不滞。综观全方,诸药合用具有标本兼治,重在治标;脾肾兼顾,补脾为主;涩中寓通,补而不滞的特点。正如《伤寒论》云:"少阴病,下利,便脓血者,桃花汤主之。"

【古籍医方】 桃花汤(《伤寒论》)。

5. 胃气虚证

【证候特点】 以胃脘痞胀,或隐隐作痛,食少呕恶等胃失和降及气虚见症为辨证要点。

【临床表现】 胃脘痞胀,食后胀甚,或隐隐作痛,按之觉舒,不思饮食,恶心呕逆,时作嗳气,或干呕反胃,面色萎黄,少气,神疲乏力,声低懒言,自汗眩晕。舌质淡,苔薄白,脉虚弱。

【常用配伍】 党参、白术、茯苓、陈皮、木香、砂仁、黄芪、当归、蒲公英。

【药证探赜】 胃气虚证是指胃气不足,胃的功能减退,影响胃的受纳、腐熟功能,以致胃失和降所表现的证候。多由饮食不节,饥饱失常,或劳倦伤中,或久病失养,致使胃气损伤或脾气虚弱,累及于胃所致。胃主受纳、腐熟水谷,其气以和降为顺。胃气亏虚,胃气失和,受纳、腐熟功能减退,故见胃脘痞胀或隐隐作痛,不思饮食,食后胀甚;病性属虚,故按之觉舒;胃气不降而反上逆,则恶心呕逆,时作嗳气,或干呕反胃;胃气虚,影响及脾,脾失健运,化源不足,面失所荣,故见面色萎黄;气虚功能衰减,则见少气,神疲乏力,声低懒言,自汗眩晕;舌质淡,苔薄白,脉虚弱为胃气不足之象。蔡以生常以党参为君,健脾益气养胃;臣以苦温之白术健脾燥湿,黄芪补气和中,加强益气养血助运之力;佐以茯苓健脾渗湿,当归养血活血,陈皮行气化滞,木香行气止痛,砂仁行气温中,酌加蒲公英清热解毒。诸药合用,共奏益气健脾之功。此方由《太平惠民和剂局方》四君子汤化裁而来,伍陈皮、木香、砂仁,功在益气和胃,行气化滞。

【古籍医方】 香砂六君子汤(《古今名医方论》)。

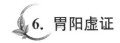

6. 胃阳虚证

【证候特点】 以胃脘隐隐冷痛,喜温喜按,食少脘痞,泛吐清水,嗳气,呕吐呃逆及阳虚见症为辨证要点。

【临床表现】 胃脘隐痛,喜温喜按,口淡不渴,食少脘痞,泛吐清水,或夹有不消化食物,或嗳气,呕吐呃逆,神疲乏力,畏寒肢冷。舌质淡,苔白,脉沉迟无力。

【常用配伍】 干姜、白术、党参、高良姜、炙甘草、桂枝、木香、黄连。

【药证探赜】 胃阳虚证是指由于胃阳不足,虚寒内生,影响胃的受纳腐熟功能所表现的虚寒证候,又称胃虚寒证。多由饮食失调,嗜食生冷,或过用寒凉攻伐药物,或脾胃虚弱,阳气自衰,或久病失养等原因所致。胃阳不足,胃络失于温养,故胃脘隐隐冷痛;寒得温而散,气得按而行,故喜温喜按;中阳亏虚,水饮不化而上泛,故口淡不渴,泛吐清水;胃中虚寒,无力受纳、腐熟水谷,故食少脘痛,或泛吐不消化食物;胃失和降,故呕吐呃逆;食少则气的生化之源匮乏,故神疲乏力;阳虚气弱,机体失于温养,故见畏寒肢冷;舌质淡,苔白,脉沉迟无力为阳虚生寒之象。蔡以生常以干姜为君,温脾阳,祛寒邪,扶阳亦抑阴;臣以人参补气健脾,君臣相配,温中健脾;脾为湿土,易生湿浊,故以甘温苦燥之白术健脾燥湿,佐以高良姜、桂枝温阳健脾,木香行气健脾;使以炙甘草助益气健脾,其次调和药性,并能缓急止痛。正如张秉成《成方便读》云:"此脾阳虚而寒邪伤内也。夫脾阳不足,则失其健运之常,因之寒凝湿聚。然必其为太阴寒湿,方可用此方法。"

【古籍医方】 理中丸(《伤寒论》)。

7. 胃阴虚证

【证候特点】 以胃脘灼痛,嘈杂,纳呆,干呕,呃逆等胃失和降及口渴思饮,大便干,小便短赤等阴亏失润表现为辨证要点。

【临床表现】 胃脘隐隐灼痛,饥不欲食,或胃脘嘈杂,干呕呃逆,口燥咽干,烦渴思饮,大便干结,小便短少,或形体消瘦。舌红少津,苔少或剥脱苔,脉细数。

【常用配伍】 南沙参、麦冬、玉竹、茯苓、白芍、甘草、半夏、石斛。

【药证探赜】 胃阴虚证是指由于胃阴不足,胃失濡润,影响胃的正常功能所表现的虚弱证候。多由饮食不节,过食辛辣香燥之品,或情志不节,气郁化火,或因温热病后期,胃阴耗伤,或因吐泻太过,伤津耗液,或用温燥药物太过,耗伤胃阴所致。胃阴不足,虚热内生,热郁于胃,胃气失和,故胃脘隐隐灼痛;虚火内生,则见嘈杂不舒;胃失和降,胃气上逆,则见干呕呃逆;胃失濡润,胃纳失权,故饥不欲食;阴亏津不上承,故口燥咽干,烦渴思饮;阴亏津下不能滋润肠道,则大便干结;津液不足,则小便短少;纳少津亏,形体失养,故见形体消瘦;舌红少津,苔少或剥脱苔,脉细数均为阴虚内热之征。蔡以生常以生地黄、麦冬为君,养阴清热,生津润燥;臣以南沙参、玉竹、石斛养阴生津,白芍敛阴和营,以加强生地黄、麦冬益胃养阴之力;佐以茯苓健脾益气,半夏降逆止呕;使以甘草调和诸药。正如《温病条辨》云:"阳明温病,下后汗出,当复其阴,益胃汤主之。"

【古籍医方】 益胃汤(《温病条辨》)。

8. 胃寒证

【证候特点】 以脘腹冷痛及实寒证为辨证要点。

【临床表现】 胃脘冷痛,病势急剧,得温痛减,遇寒痛甚,口淡不渴,脘腹痞胀,泛吐清水,或恶心呕吐,吐后痛缓,形寒肢冷,甚则面白唇青。舌质淡,苔白润,脉弦或沉紧。

【常用配伍】　半夏、茯苓、椒目、川椒、荜茇、附子、吴茱萸、海螵蛸、煅瓦楞子、炒白术、藿香。

【药证探赜】　胃寒证是指由于阴寒之邪凝滞胃腑,使胃的功能受阻所表现的证候。多由寒邪犯胃,或过食生冷寒凉,或脘腹受凉,以致寒凝胃腑所致。寒邪犯胃,凝滞气机,胃失和降,故胃脘冷痛,且痛势急剧;胃气上逆,则恶心呕吐;寒为阴邪,得阳则散,遇寒更凝泣不行,故得温痛减,遇寒痛甚;寒邪内盛,阴不耗津,故口淡不渴;水湿不化,停于胃腑,故脘腹痞胀;若寒伤胃阳,水饮不化而随胃气上逆,则泛吐清水;吐后寒湿之邪得去,气机暂通,故吐后痛缓;寒邪伤阳,阳为寒郁,不能外达,故形寒肢冷;若病势急迫,阳气不能温煦于上,可见唇青,面色苍白;舌苔白润,脉弦或沉紧,皆为寒邪内阻,凝滞气机之象。蔡以生常以吴茱萸为君,温胃暖肝以祛寒,又善和胃降逆以止呕;臣以附子温壮元阳,破散阴寒,荜茇温中散寒,川椒温中止痛;佐以茯苓、白术、椒目健脾渗湿消肿,海螵蛸、煅瓦楞子制酸止痛,半夏燥湿止呕,藿香化湿止呕。此方为《伤寒论》吴茱萸汤加附子等化裁而来,可达到温中散寒,降逆止呕,制酸止痛的作用。

【古籍医方】　吴茱萸加附子汤(《医方考》)。

9. 胃火炽盛证

【证候特点】　以胃脘灼痛,吞酸嘈杂,多食善饥,牙龈肿痛,口臭,以及实热证为辨证要点。

【临床表现】　胃脘灼痛,吞酸嘈杂,消谷善饥,口苦口臭,或牙龈肿痛、糜烂,或口舌生疮,或吐血、衄血、便血,渴喜冷饮,小便短赤,大便干。舌红苔黄,脉滑数。

【常用配伍】　半夏、黄连、黄芩、知母、生薏苡仁、茵陈蒿、藿香、佩兰、干姜、苍术。

【药证探赜】　胃火炽盛证是指由于邪热在胃,胃中火热炽盛,胃的受纳腐熟功能异常所表现的实热证候,亦称胃热证或胃火证。多由过食辛辣温燥之品,或肥甘厚味,化热生火;或情志不遂,气郁化火,侵犯于胃;或感受外界邪热,蕴结于胃所致。胃热炽盛,胃腑气机不利,故胃脘灼热疼痛;热郁火炎,胃失和降,故吞酸嘈杂;"胃中热,则消谷"(《灵枢·师传》),邪火杀谷,故消谷善饥;胃中郁热夹胆火上乘,故口苦;胃中浊气上逆,则口臭;胃火循经上熏,气血壅滞,故见牙龈肿痛、糜烂,或口舌生疮;热伤血络,迫血妄行,故吐血、衄血、便血;热邪耗津伤液,故渴喜冷饮;大肠失润,小便化源不足,故见便秘溺赤;舌红苔黄,脉滑数为火热内盛之象。蔡以生常以黄芩、黄连为君,燥湿泄热;臣以半夏消痞降逆,干姜温中散寒,与君药寒热平调,加知母清热泻火,兼生津润燥止渴,防止温药之伤津;薏苡仁、藿香、佩兰、苍术健脾化湿,茵陈蒿苦寒,善清利脾胃肝胆湿热,使热从小便而出,共为佐使。正如《医碥》云:"寒热并用者,因其人有寒热之邪夹杂于内,不得不用寒热夹杂之剂。"

【古籍医方】 半夏泻心汤(《伤寒论》)。

10. 寒滞胃肠证

【证候特点】 多有寒冷刺激的诱因,以胃脘、腹部冷痛,痛势急剧等为辨证要点。

【临床表现】 胃脘、腹部冷痛,痛势暴急,遇寒加剧,得温则减,恶心呕吐,吐后痛缓,口淡不渴,或口泛清水,腹泻清稀,或腹胀便秘,面白或青,恶寒肢冷。舌苔白润,脉弦紧或沉紧。

【常用配伍】 附子、干姜、藿香、茯苓、半夏、吴茱萸、厚朴、白芍、炙甘草、高良姜。

【药证探赜】 寒则气收,其性收引。寒邪犯胃,凝阻气机,胃气失和,故胃脘冷痛;证情属实,则痛势暴急;胃气上逆,则恶心呕吐;寒得温则散,故得温痛减;若寒伤胃阳,水饮不化而随胃气上逆,则口泛清水;若寒邪侵犯肠道,传导失司,则见腹泻清水;寒凝气阻,可见腹胀便秘;寒邪伤阳,阻遏阳气,不能外达,故见肢冷,面白或青;舌苔白润,脉弦或沉紧为阴寒内盛,凝阻气机之象。蔡以生常以附子为君,有温阳祛寒之功效,《主治秘要》云:"附子去脏腑沉寒,补助阳气不足,温热脾胃。"臣以干姜、吴茱萸大辛大热,专温中阳散寒气,茯苓健脾利水渗湿,藿香辛温化湿,白芍解痉镇痛;佐以炙甘草,补中扶正,调和诸药。胃逆呕吐较重者,加半夏、厚朴、高良姜。正如《伤寒论》云:"理中者,理中焦。"

【古籍医方】 附子理中丸(《太平惠民和剂局方》)。

11. 食滞胃脘证

【证候特点】 以脘腹胀满疼痛,呕吐酸腐食臭,厌食为辨证要点。

【临床表现】 胃脘胀满疼痛、拒按,嗳腐吞酸,厌食呕恶,或吐出酸腐食物,吐后胀痛得减,矢气便溏,泻下物酸腐臭秽,或便秘不通。舌苔厚腻,脉滑或沉实。

【常用配伍】 半夏、神曲、山楂、莱菔子、炒枳壳、大黄、生麦芽。

【药证探赜】 食滞胃脘证是指饮食停滞胃脘,胃不能腐熟、消化水谷所表现的证候。多由饮食不节,暴饮暴食,"饮食自倍,肠胃乃伤"(《素问·痹论》);或素体胃气虚弱,加之饮食不慎,受纳腐熟失职,使宿食不化,停滞于胃所致。胃主受纳,以和降为顺。饮食停滞胃脘,胃气郁滞,气机不畅,则见胃脘胀满,疼痛拒按;宿食内停,胃失和降,浊气上逆,则吞酸嗳腐,或吐出酸腐食物;食积于内,拒于受纳,故厌食;胃气上逆,故呕吐;吐后胃气暂时舒通,故胀痛得减;宿食下移肠道,肠内腐气充斥,故见矢气便溏,泻下物酸腐臭秽;若食积气滞,腑气郁塞,则见便秘不通;苔厚腻,脉滑或沉实为食积之象。蔡以生常以山楂为君,消油腻肉积,正如《本草衍义补遗·山楂子》:"消食行结气,健胃催疮痛。"臣以神曲消酒食陈腐之积,莱菔子与生麦芽配伍加强消面食痰浊之积,半夏、枳壳宽中理气,燥湿化痰;佐以大黄苦寒沉降,清胃肠积热。

【古籍医方】 保和丸(《丹溪心法》)。

12. 胃肠气滞证

【证候特点】 以脘腹胀痛走窜、嗳气、肠鸣、矢气等为辨证要点。

【临床表现】 胃脘、腹部胀满疼痛,走窜不定,痛而欲吐或欲泻,泻而不爽,嗳气,肠鸣,矢气,得嗳气、矢气后痛胀可缓解,或无肠鸣、矢气则胀痛加剧,或大便秘结。苔厚,脉弦。

【常用配伍】 陈皮、炒白术、乌药、炒白芍、防风、干姜、厚朴、炒枳壳、木香、砂仁、莱菔子、炙甘草。

【药证探赜】 本病常因外感寒邪或过食生冷食物,侵袭腹部所致。寒邪收引凝滞,肠道气机阻塞不通,故见胃脘、腹部胀满疼痛;气机不畅,时聚时散,固见疼痛走窜不定,肠鸣,矢气,得嗳气、矢气后痛胀可缓解,或无肠鸣、矢气则胀痛加剧,或大便秘结;胃失和降,浊气上逆,故见痛而欲吐;寒凝气滞,水走肠间,则腹泻肠鸣,泻而不爽。乌药辛温,入厥阴肝经,行气疏肝,散寒止痛,为君药,正如《本草纲目》云乌药辛温香窜,能散清气,故《太平惠民和剂局方》用其治中风中气诸证:用乌药顺气散者,先疏其气,气顺则风散也;陈皮疏肝理气,干姜散寒止痛,木香、砂仁行气止痛,四药辛温芳香,合而用之,加强乌药行气疏肝,散寒止痛之功,共为臣药;莱菔子消食化积之中,尤善行气消胀,再配白术,可攻补兼施,治疗食积气滞兼脾虚者;厚朴、枳壳并用能行结水而破宿血;佐以炙甘草,补中扶正,调和诸药。

【古籍医方】 天台乌药散(《圣济总录》)、橘核丸(《济生方》)。

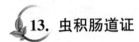 13. 虫积肠道证

【证候特点】 以腹痛,面黄体瘦,大便排虫等为辨证要点。

【临床表现】 胃脘嘈杂,时作腹痛,或嗜食异物,大便排虫,或突发腹痛,按之有条索状物,甚至剧痛,呕吐蛔虫,面黄体瘦,睡中啮齿,鼻痒,或面部出现白色斑,唇内有粟粒样白点,白睛见蓝斑。

【常用配伍】 乌梅、川椒、生白芍、乌药、干姜、五味子、厚朴、枳实、甘草。

【药证探赜】 虫积肠道证多因误食不洁的瓜果、蔬菜等,虫卵随饮食入口,在肠道内繁殖孳生所致。《医宗金鉴》云:"蛔厥者,谓蛔痛手足厥冷也。"蛔虫寄居肠内,频频扰动,致肠腑不宁,气机不利。小肠盘复于腹内中部,故腹痛多发生在脐周,虫静则疼痛缓解。蛔虫扰动胃腑,胃气上逆,见呕恶、流涎;蛔虫上逆,形成吐蛔。虫踞肠腑,劫取水谷精微,损伤脾胃,脾失健运,胃滞不化,见食欲异常,饮食不为肌肤。重者面黄肌瘦、精神疲乏,甚至肚腹胀大、四肢瘦弱,形成蛔疳。虫聚肠内,脾胃失和,内生湿热,熏蒸于上,可见鼻痒、面部白斑、白睛蓝斑等症。乌梅,性酸味平,收敛肝气,生津止渴,尤以酸能安蛔,配五味子合为君药;花椒、乌药、干姜性味辛温,辛可伏蛔,温能祛寒,共为臣药;生白芍解痉镇痛,厚朴与枳实同用下气宽中,消积导滞,共为佐药。全方共奏缓肝调中,清上温下之功。

【古籍医方】 乌梅丸(《伤寒论》)。

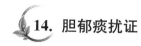

14. 胆郁痰扰证

【证候特点】 以惊悸失眠,眩晕与痰热内蕴之象共见为辨证要点。

【临床表现】 惊悸失眠,胆怯,烦躁不安,胸胁闷胀,善太息,头晕目眩,口苦,呕恶。舌红,苔黄腻,脉弦滑数。

【常用配伍】 姜竹茹、胆南星、柴胡、黄连、半夏、夏枯草、天麻、茯苓、茯神、干姜、炒山栀。

【药证探赜】 胆郁痰扰证是指痰热内扰,胆气不宁所表现的证候。多由情志郁结,气郁化火生痰,痰热内扰,胆气不宁所致。痰热内扰,胆气不宁,故惊悸失眠,胆怯,烦躁不安;胆气不舒,气机郁滞,则胸胁闷胀,善太息,脉弦;热蒸胆气上逆,故口苦,呕恶;痰热上扰头目,故头晕目眩;舌红,苔黄腻,脉滑数乃痰热内盛之象。半夏辛温,燥湿化痰,和胃止呕,为君药;臣以竹茹,取其甘而微寒,清热化痰,除烦止呕;半夏与竹茹相伍,一温一凉,化痰和胃,止呕除烦之功倍;柴胡疏肝解郁,和解表里,胆南星清热化痰,息风定惊;若心热烦甚者,加黄连、山栀以清热除烦;失眠者,加茯神以宁心安神;眩晕,可加天麻、夏枯草以平肝息风;佐以茯苓,健脾渗湿,以杜生痰之源;干姜调和脾胃,且干姜兼制半夏毒性;以甘草为使,调和诸药。正如《备急千金要方》云:"治大病后虚烦不得眠,此胆寒故也,宜服温胆汤。"

【古籍医方】 温胆汤(《三因极一病证方论》)。

15. 膀胱湿热证

【证候特点】 以尿频,尿急,尿痛,尿黄为辨证要点。

【临床表现】 尿频尿急,尿道灼痛,尿频黄赤短少,小腹胀闷,或伴有发热腰痛,或尿血,或尿有砂石。舌红,苔黄腻,脉数。

【常用配伍】 小蓟、生地黄、蒲黄、土茯苓、栀子、薏苡仁、当归、藕节、赤苓、猪苓、甘草、石韦、白茅根。

【药证探赜】 膀胱湿热证是指湿热蕴结膀胱所表现的证候。多由感受湿热,或饮食不节,湿热内生,下注膀胱所致。湿热侵袭膀胱,气化不利,热迫尿道,故小便次数频繁,并有急迫灼热疼痛感,尿液黄赤短少,小腹胀闷;波及肾脏，则见腰痛；灼伤阴络，则为尿血；湿热久郁不解，煎熬尿中杂质成沙石，则尿中可见砂石；发热，舌红，苔黄腻，脉数为湿热内蕴之象。小蓟甘凉入血分，功擅清热凉血止血，又可利尿通淋，尤宜于尿血、血淋之症，是为君药；生地黄甘苦性寒，凉血止血，养阴清热；蒲黄、藕节炒炭用助君药凉血止血，并能消瘀，共为臣药；君臣相配，使血止而不留瘀；热在下焦，宜因势利导，故以白茅根、石韦、土茯苓清热利水通淋；栀子清泄三焦之火，导热从下而出；当归养血和血，引血归经，尚有防诸药寒凉滞血之功，赤苓、猪苓、薏苡仁行水利湿，合而为佐；使以甘草缓急止痛，和中调药。诸药合用，共成凉血止血为主，利水通淋为辅之方。全方止血之中寓以化瘀，使血止而不留瘀；清利之中寓以养阴，使利水而不伤正。

【古籍医方】　小蓟饮子（《济生方》）。

七、脏腑兼病常见证候

1. 心肾不交证

【证候特点】　以惊悸失眠，多梦遗精，腰膝酸软，伴见阴虚之象为辨证要点。

【临床表现】　心烦少寐，惊悸多梦，头晕耳鸣，健忘，腰膝酸软，或遗精，五心烦热，或潮热盗汗，口咽干燥。舌红少苔或无苔，脉细数。

【常用配伍】　肉桂、知母、黄柏、茯神、远志、石菖蒲、五味子、栀子、酸枣仁、莲子、百合、杜仲、生龙骨、生牡蛎。

【药证探赜】　心肾不交证是指由于心肾水火既济失调所反映的心肾阴虚阳亢证候。《济生方》曰："治思虑过度，劳伤心脾，健忘怔忡。"该病多由思虑劳神太过，或情志忧郁，郁而化火，耗伤心肾之阴；或因虚劳久病，房事不节等导致肾阴亏耗，虚阳亢动，上扰心神所致。心肾阴虚，虚阳偏亢，上扰心神，故见心烦少寐，惊悸多梦；肾阴亏虚，骨髓不充，脑髓失养，则见头晕耳鸣，健忘；腰膝失养，则见腰膝酸软；虚火内炽，扰动精室，故见遗精；五心烦热，潮热盗汗，口咽干燥为阴虚失润，虚热蕴蒸所致；舌红少苔或无苔，脉细数亦为阴虚火旺之征。蔡以生以肉桂为君，温补下元以扶不足之肾阳。黄柏苦以泻火坚阴，寒以清热,沉降下行,长于泻肾火而坚肾阴,为滋阴降火要药;知母苦寒泻火而不燥,甘寒质润滋阴而不腻,以清润为长。《本草纲目》云:"知母之辛苦寒凉,下则润肾燥而滋阴,上则清肺金而泻火,乃二经气分药也。黄柏则是肾经血分药。故二药必相须而行。"为臣药。茯神、酸枣仁、远志宁心安神;石菖蒲辛香而散,理气醒脾,与莲子、百合、五味子等益气健脾药配伍,复中焦运化之功,又能防大量益气补血药滋腻碍胃,使补而不滞,滋而不腻;杜仲补肝肾;生龙骨、生牡蛎平肝潜阳,重镇安神。

【古籍医方】　归脾汤(《济生方》)、交泰丸(《韩氏医通》)。

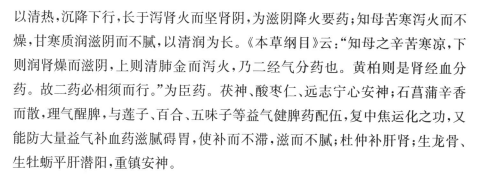

2. 心脾两虚证

【证候特点】　以心悸失眠,食少腹胀,慢性出血,并伴见气血亏虚的表现为辨证要点。

【临床表现】　心悸怔忡,失眠多梦,头晕健忘,食欲不振,腹胀便溏,气短神疲乏力,面色萎黄或淡白,唇甲无华,或神情抑郁,思绪不宁,表情淡漠,或见皮下出血,女子月经量少色淡、淋漓不尽。舌质淡嫩,脉细弱。

【常用配伍】　当归、川芎、白芍、丹参、茯神、熟地黄、柏子仁、人参、白术、茯苓、厚朴、甘草。

【药证探赜】　心脾两虚证是指由于心血不足,脾气虚弱而表现的心神失养,脾失健运,脾不统血的虚弱证候。多由久病失调,或思虑过度,或因饮食不节,损伤脾胃,或因慢性失血,血亏气耗,渐而导致心脾气血两虚。心血不足,心失所养,心神不宁,则心悸,健忘,失眠,多梦;头目失养,则眩晕;脾虚气弱,运化失健,故食欲不振,腹胀便溏;脾虚不能摄血,可见皮下出血,女子月经量少色淡,淋漓不尽;脾气虚弱,脾志失藏,故见神情抑郁,思绪不宁;思虑伤脾,气血生化之源不足,心神失养,故表情淡漠,如《杂病源流犀烛》谓:"思者,脾与心病。"面色萎黄或淡白,唇甲无华,气短神疲乏力,舌质淡嫩,脉细弱均为气血亏虚之征。蔡以生常以人参、白术、甘草甘温之品补脾益气以生血,使气旺而血生;当归、白芍甘温补血养心;丹参、川芎活血行气;茯神、柏子仁宁心安神;白术、茯苓、厚朴健脾祛湿;甘草调和诸药。

【古籍医方】　归脾汤(《济生方》)。

3. 心肝血虚证

【证候特点】 以神志、目、筋、爪甲失养之状,伴见血虚之象为辨证要点。

【临床表现】 心悸健忘,失眠多梦,头晕目眩,两目干涩,视物模糊,或肢体麻木,震颤拘挛,或女子月经量少色淡,甚则经闭,面白无华,爪甲不荣。舌质淡白,脉细。

【常用配伍】 当归、川芎、五味子、丹参、天麻、灵芝、白芍、枸杞子、茯神。

【药证探赜】 心肝血虚证是指由于心肝两脏血亏,表现出心神及所土官窍组织失养为主的血虚证候。多由思虑过度,暗耗心血,或失血过多,或脾虚化源不足所致。心血不足,心失所养,心神不宁,故见心悸健忘,失眠多梦;肝血不足,目失所养,则两目干涩,视物模糊;爪甲、筋脉失于濡养,则爪甲不荣,肢体麻木,震颤拘挛。女子以血为本,心肝血虚,冲任失养,则月经量少色淡,甚则经闭。血虚头目失养,则头晕目眩,面白无华;舌、脉失充,则舌淡白,脉细。蔡以生常以当归补血养肝,和血调经为君;川芎、丹参活血行气,畅通气血为臣;白芍养血柔肝和营,天麻平肝益阳,通经祛风,枸杞子补益肝肾,茯神、灵芝宁心安神,共为佐使。本方是从《金匮要略》胶艾汤化裁而来,为补血调经的基础方剂。张秉成曰:"一切补血诸方,又当从此四物而化也。"

【古籍医方】 四物汤(《太平惠民和剂局方》)。

4. 心肾阳虚证

【证候特点】 以心悸怔忡,肢体浮肿,伴见虚寒之象为辨证要点。

【临床表现】 心悸怔忡,形寒肢冷,肢体浮肿,小便不利,神疲乏力,甚则唇甲青紫。舌质淡暗青紫,苔白滑,脉沉细微。

【常用配伍】 黄芪、人参、肉桂、生姜、熟地黄、山药、山茱萸、菟丝子、淫羊藿、鹿角霜、丹参、枸杞子、杜仲。

【药证探赜】 心肾阳虚证是指由于心肾阳气虚衰,温运无力,致血行瘀滞,水湿内停所表现的虚寒证候。多由心阳虚衰,病久及肾,或因肾阳亏虚,气化失权,水气上泛凌心所致。心为阳脏,属火,能温运、推动血行。肾中阳气,为人身阳气之根本,能气化水液。心肾阳虚,心失温养、鼓动,故见心悸怔忡;

运血无力,血行不畅而瘀滞,则唇甲青紫,舌质淡紫;肾阳不振,膀胱气化失司,水湿内停,泛溢肌肤,则见肢体浮肿,小便不利;阳虚形神失于温养,故形寒肢冷,神疲乏力;苔白滑,脉沉细微为心肾阳虚,阴寒内盛之象。肉桂补火助阳,散寒止痛,温通经脉为君药,如《玉楸药解》中记载"肉桂,温暖条畅,大补血中温气。香甘入土,辛甘入木,辛香之气,善行滞结,是以最解肝脾之郁";生姜散寒解表,二者配伍,辛甘化阳,补益心阳。黄芪、人参益气补虚为臣药。熟地黄、菟丝子、枸杞子滋阴补肾,填精益髓;山茱萸补养肝肾,并能涩精;山药补益脾阴;淫羊藿、鹿角胶霜、杜仲滋补肾阳;丹参活血行气,共为佐使。该方阴中有阳,阳中育阴,阴阳相生。

【古籍医方】 真武汤(《金匮要略》)。

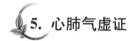

5. 心肺气虚证

【证候特点】 以咳喘,心悸,伴见气虚表现为辨证要点。

【临床表现】 胸闷心悸,咳喘气短,动则尤甚,吐痰清稀,头晕神疲,语声低怯,自汗乏力,面色淡白,或唇舌淡紫。舌淡紫,脉沉弱或结代。

【常用配伍】 生黄芪、人参、五味子、熟地黄、紫菀、丹参、茯苓、当归、川芎、半夏、肉桂。

【药证探赜】 心肺气虚证是指由于心肺两脏气虚,表现以心悸、咳喘为主症的证候。多由久病咳喘,耗伤肺气,波及于心,或因年老体虚,劳倦太过等,生气之源匮乏所致。心气虚,鼓动无力,则见心悸;肺气虚弱,主气功能减弱,肃降无权,气机上逆,而为咳喘;气虚,则气短乏力;动则耗气,则活动后诸症加剧;肺气虚,气机不畅,则常感胸闷;不能输布津液,水液停聚为痰,故痰液清稀;气虚全身功能活动减弱,血行无力,则面色淡白,头晕神疲,语气低怯,自汗,舌淡苔白,脉沉弱或结代。蔡以生常以人参、黄芪益气补肺为君药;五味子收敛肺气,熟地黄滋肾填精为臣药;紫菀、半夏消痰止咳,降气平喘,当归养血补血,丹参、川芎活血行气,肉桂补火助阳;《医学心悟》指出肺气虚因"脾虚不能生肺"而成,故加入茯苓健脾祛湿,培土以生金。诸药配伍,有补益心肺,止咳平喘之功效。

【古籍医方】 补肺汤(《备急千金要方》)。

6. 心胆气虚证

【证候特点】 以心悸,失眠,善惊易恐,兼见气虚之象为辨证要点。

【临床表现】 心悸,善惊易恐,坐卧不安,失眠多梦,易于惊醒或气短倦怠。舌淡,苔薄白或正常,脉弦细或动数。

【常用配伍】 太子参、合欢皮、姜竹茹、黄连、栀子、生白芍、茯神、五味子、柴胡。

【药证探赜】 心胆气虚证是指由于心气不足,胆气亏虚所表现的心神失养,胆失决断的气虚证候。《素问·灵兰秘典论》有云:"胆者中正之官,决断出焉。"本证多由平素体弱,心胆素虚,易受惊吓或暴受惊恐,情绪紧张,日久迁延而导致。心气不足,心失所养,心神不宁,则见心悸失眠多梦;心不藏神,胆虚失其决断,则见善惊易恐,多梦易惊,坐卧不安;气短倦怠为气虚之象;舌淡,苔薄白,脉弦细为气血不足之象;脉动数为心神不安,气血逆乱之征。方中太子参性平,补益脾肺,益气生津为君;合欢皮、茯神解郁和血,宁心安神为臣;姜竹茹清热化痰,除烦止呕,黄连泻火燥湿,栀子清心除烦,三药共奏清心热之效;生白芍、柴胡、五味子养血敛阴,平肝补肾宁心,与前三味药共为佐使。

【古籍医方】 安神定志丸(《医学心悟》)。

7. 脾肺气虚证

【证候特点】 以食少便溏,咳喘短气,伴见气虚之象为辨证要点。

【临床表现】 食欲不振,腹胀便溏,久咳不止,气短而喘,声低懒言,乏力少气,或吐痰清稀而多,或见面浮肢肿,面白无华。舌质淡,苔白滑,脉细弱。

【常用配伍】 党参、黄芪、白术、茯苓、山药、熟地黄、五味子、当归、紫河车、白芍、百部。

【药证探赜】 脾肺气虚证是指由于脾肺两脏气虚,出现脾失健运,肺失宣降的虚弱证候。多由久病咳喘,耗伤肺气,子病及母,或饮食不节,脾胃受损,累及于肺所致。肺气虚,宣降失职,气逆于上,则咳喘日久不止,气短;气虚水津不布,聚湿生痰,故痰多而清稀;脾气虚,运化失健,则见食欲不振,腹胀便溏;气虚则全身功能活动减退,故声低懒言,乏力少气;气虚运血无力,面失所荣,故面白无华;若脾虚水湿不运,泛溢肌肤,可见面浮肢肿;舌淡,苔白滑,脉细弱为气虚之征。方中党参味甘性平,入脾肺经,补中益气,健脾益肺为君药;配以黄芪升阳固表,加强补中益气之效,为臣药;配伍白术、茯苓、山药补气健脾,当归、白芍养血柔肝和营,熟地黄补肝肾强筋骨,百部、五味子润肺止咳,敛气化痰,紫河车补气养血益精,共为佐使。

【古籍医方】 参苓白术散(《太平惠民和剂局方》)。

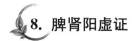

8. 脾肾阳虚证

【证候特点】 以泄痢浮肿,腰腹冷痛,伴见虚寒之象为辨证要点。

【临床表现】 面色㿠白,形寒肢冷,腰膝或下腹冷痛,久泄久痢不止,或五更泄泻,完谷不化,粪质清冷,或面浮身肿,小便不利,甚则腹胀如鼓。舌质淡胖,舌苔白滑,脉沉迟无力。

【常用配伍】 附子、干姜、白术、党参、补骨脂、赤石脂、吴茱萸、肉豆蔻、五味子、诃子。

【药证探赜】 脾肾阳虚证是指由脾肾阳气亏虚,温化失权,表现以泄泻或水肿为主症的虚寒证候。多由脾、肾久病耗气伤阳,或久泄久痢,或水邪久踞,以致肾阳虚衰不能温养脾阳,或脾阳久虚不能充养肾阳,终致脾肾阳气俱伤而成。脾主运化,肾司二便,脾肾阳虚,运化、吸收水谷精微及排泄二便功能失职,则见久泄久痢不止,寅卯之交,阴气极盛,阳气未复,故黎明前泄泻,此称"五更泄",甚则泻下清冷水液,中夹未消化谷物;肾阳虚,无以温化水液,泛溢肌肤,则见面浮身肿;膀胱气化失职,故小便短少;土不制水,反受其克,则腹胀如鼓;腰膝失于温养,故腰膝冷痛;阳虚阴寒内盛,气机凝滞,故下腹冷痛;面色㿠白,形寒肢冷,舌质淡胖,苔白滑,脉沉迟无力,均为阳虚失于温运,水寒之气内停之征。蔡以生遵真武汤,常以附子为君药,本品辛甘性热,用之温肾助阳,以化气行水,兼暖脾土,以温运水湿;臣以党参、白术健脾利水渗湿,使水邪从小便去;佐以干姜、吴茱萸之温散,既助附子温阳散寒,又合白术宣散水湿;肉豆蔻、诃子温中涩肠,五味子收敛生津。正如《成方切用》云:"真武北方之神,一龟一蛇,司水火者也,肾命象之,此方济火而利水,故以名焉。"

【古籍医方】 真武汤(《伤寒论》)。

9. 肺肾气虚证

【证候特点】 以久病咳喘,呼多吸少,气不得续,动则益甚和肺肾气虚或气阴两虚表现为辨证要点。

【临床表现】 久病咳喘,呼多吸少,气不得续,动则喘息益甚,自汗神疲。声音低怯,腰膝酸软,舌淡苔白,脉沉弱;或喘息加剧,冷汗淋漓,肢冷面青,脉浮大无根;或气短息促,面赤心烦,咽干口燥,舌红,脉细数。

【常用配伍】 黄芪、人参、五味子、杏仁、熟地黄、白术、麦冬、杜仲、淫羊藿、鹅管石、紫菀、防风。

【药证探赜】 肾不纳气证是指肾气虚衰,气不归元所表现的证候。多由久病咳喘,肺虚及肾,或劳伤肾气所致。肾为气之根,肾虚则摄纳无权,气不归元,故呼多吸少,气不得续,动则喘息益甚;肾主骨,骨骼失养,故腰膝酸软乏力;肺气虚,卫外不固,则自汗;功能活动减退,故神疲,声音低怯;舌淡苔白,脉沉弱为气虚之征。若阳气虚衰欲脱,则喘息加剧,冷汗淋漓,肢冷面青;虚阳外浮,脉见浮大无根。阴阳互为依存,肾气不足,久延伤阴,或素体阴虚,均可出现气阴两虚之候。肾虚不能纳气,则气短息促;阴虚生内热,虚火上炎,故面赤心烦,咽干口燥;舌红,脉细数为阴虚内热之象。蔡以生常以玉屏风散为底方,重用黄芪益气固表,实卫止汗,为君药;人参大补元气,白术健脾益气,助黄芪益气固表,防风走表而御风邪,为臣药;黄芪得防风,固表不留邪;防风得黄芪,驱邪不伤正。清代伤寒学家柯韵伯有云:"夫以防风之善驱风,得黄芪以固表,则外有所卫,得白术以固里,则内有所据。风邪去而不复来,此欲散风邪者,当倚如屏,珍如玉也,故名玉屏风。"在此基础上佐以熟地黄、杜仲、淫羊藿滋补肾之阴阳,五味子补肾涩精止遗,鹅管石温肺壮阳,麦冬、杏仁、紫菀滋阴润肺,止咳化痰。全方共奏补肾纳气,养阴清肺之效。

【古籍医方】 玉屏风散(《世医得效方》)。

10. 肺肾阴虚证

【证候特点】 以咳嗽少痰,腰膝酸软,遗精,伴见虚热之象为辨证要点。

【临床表现】 咳嗽痰少,或痰中带血,口燥咽干,或声音嘶哑,腰膝酸软,或见骨蒸潮热,盗汗颧红,形体消瘦,男子遗精,女子月经不调。舌红少苔,脉细数。

【常用配伍】　麦冬、五味子、熟地黄、山药、百合、山茱萸、丹皮、茯苓、川贝母、紫菀、款冬花。

【药证探赜】　肺肾阴虚证是指肺肾之阴液亏损,虚火内扰,肺失清肃,肾失滋养的虚热证候。多由燥热、痨虫耗伤肺阴,病久及肾,或久病咳喘,肺阴亏损,累及于肾,或房劳太过,肾阴耗伤,不能上滋肺金所致。肺肾两脏阴液相互滋生,此谓之"金水相生"。若肺肾阴液亏损,在肺则清肃失职,而呈咳嗽痰少,在肾则腰膝失于滋养,故见腰膝酸软;阴虚火旺,灼伤肺络,络伤血溢,则见痰中带血;虚火熏灼会厌,则声音嘶哑;虚火扰动精室,精关不固,故见遗精;阴精不足,精不化血,冲任空虚,可见月经量少;若虚火迫血妄行,又可见女子崩漏;阴液既亏,内热必生,故呈形体消瘦,口燥咽干,骨蒸潮热,盗汗颧红,舌红少苔,脉细数等阴虚内热之象。蔡以生常以麦冬、熟地黄共为君药,麦冬其味甘中带苦,其气偏寒,膏脂浓郁,归肺、胃、心经,能养阴生津,清心除烦,润肺养胃,正如《本草汇言》曰:"麦门冬,清心润肺之药也……或肺热肺燥,咳声连发,肺痿叶焦,短气虚喘,火伏肺中,咯血或吐血;或虚劳客热,津液干少;或脾胃燥涸,虚秘便难。然而味甘气平,能益肺金,味苦性寒,能降心火,体润质补,能养骨髓,专治劳损虚热之功居多。"熟地黄,入心、肝、肾,补养阴血津液,尤长于入肾补肾阴;二药合用,金水相生,水火既济,先后天相互充养,则润肺养胃,滋肾养心之功著,可广泛用于五脏阴津亏虚诸证。山茱萸补养肝肾,并能涩精;山药补益脾阴,亦能固精,共为臣药。佐以五味子润肺养阴,滋肾生津,涩精;牡丹皮清泄相火,并制山茱萸之温涩;茯苓淡渗脾湿,并助山药之健运;川贝母、紫菀、款冬花清热润肺,化痰止咳。

【古籍医方】　六味地黄丸(《小儿药证直诀》)。

🌿11. 肝肾阴虚证

【证候特点】　以腰膝酸软,胁痛,耳鸣遗精,眩晕,伴见虚热之象为辨证要点。

【临床表现】　头晕目眩,耳鸣健忘,口燥咽干,失眠多梦,胁痛,腰膝酸软,五心烦热,盗汗颧红,男子遗精,女子月经量少。舌红少苔,脉细而数。

【常用配伍】 半夏、天麻、葛根、熟地黄、知母、茯神、五味子、杜仲、炒白术、骨碎补、石菖蒲、煅牡蛎。

【药证探赜】 肝肾阴虚证是指由于肝肾阴液亏虚,阴不制阳,虚热内扰所表现的证候。在三焦辨证中属下焦病证。多由久病失调,阴液亏虚,或因情志内伤,阳亢耗阴,或因房事不节,肾之阴精耗损,或温热病日久,肝肾阴液被劫,皆可导致肝肾阴虚。肝肾阴亏,水不涵木,肝阳上扰,则见头晕目眩;肾之阴精不足,耳失充养,则耳鸣;髓海不足,则健忘;腰膝失于滋养,则腰膝酸软;阴虚失润,虚火内炽,故见五心烦热,口燥咽干,盗汗颧红,舌红少苔,脉细数。此外,肝肾阴虚,肝络失养,则见胁部隐痛;虚火上扰,心神不安,故失眠多梦;虚火扰动精室,精关不固,则见遗精;阴亏不足,冲任失充,则见女子月经量少。方中重用熟地黄滋肾益精,为君;臣以知母清热养阴,佐以五味子、煅牡蛎收敛固涩,葛根解肌退热,生津止渴,茯神宁心安神,炒白术健脾燥湿,石菖蒲既醒脾祛痰又安神定志,天麻、半夏祛风化痰。金代名医李东垣曾说:"痰厥头痛,非半夏不能疗;眼黑头旋,虚风内作,非天麻不能疗。"杜仲、骨碎补益肝肾,强腰膝,健筋骨。

【古籍医方】 左归丸(《景岳全书》)。

🦋 12. 肝郁脾虚证

【证候特点】 以胸胁胀满,腹痛肠鸣,纳呆便溏为辨证要点。

【临床表现】 胸胁胀满窜痛,善太息,情志抑郁,或急躁易怒,纳呆腹胀,便溏不爽,肠鸣矢气,或腹痛欲泻,泻后痛减,或大便清结不调。舌苔白,脉弦或缓弱。

【常用配伍】 柴胡、白芍、枳壳、厚朴、党参、木香、砂仁、炒白术、干姜、陈皮、炒白扁豆、茯苓。

【药证探赜】 肝脾不调证是指肝失疏泄,脾失健运而表现以胸胁胀痛,腹胀,便溏等为主症的证候,又称肝脾不和证、肝郁脾虚证。多由情志不遂,郁怒伤肝,肝失条达而横乘脾土,或饮食、劳倦伤脾,脾失健运而反侮于肝,肝失疏泄而成。肝失疏泄,经气郁滞,故胸胁胀痛窜痛;太息则气郁得达,胀闷得舒,故喜太息;气机郁结不畅,则精神抑郁;肝失柔顺之性,则急躁易怒;肝气横逆犯脾,脾失健运,则纳呆腹胀;气滞湿阻,则便溏不利,肠鸣矢气;气滞于腹则痛,便后气机得畅,故泻后疼痛得以缓解;苔白,脉弦或缓弱为肝郁脾虚之征。方中以柴胡为君,《本草新编》曰:"柴胡,气味俱轻,升而不降,阳中阴也。泻肝胆之邪,去心下痞闷,解痰结,除烦热。"白芍柔肝养血,缓急止痛为臣药。党参、白术、茯苓、炒白扁豆补土生金,兼补肺;陈皮、厚朴、枳壳理气行滞,燥湿化痰;木香、砂仁芳香开窍,共为佐使。

【古籍医方】　逍遥丸(《太平惠民和剂局方》)。

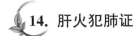 13. 肝胃不和证

【证候特点】　以胸胁、胃脘胀痛,或窜痛,呃逆嗳气为辨证要点。

【临床表现】　胃脘、胁肋胀满疼痛,或为窜痛,呃逆嗳气,吞酸嘈杂,情绪抑郁,或烦躁易怒,善太息,食纳减少。舌苔薄白或薄黄,脉弦或带数。

【常用配伍】　柴胡、生白芍、川芎、枳壳、黄芩、香附、煅瓦楞子、半夏、代赭石、栀子、郁金、陈皮、生麦芽。

【药证探赜】　肝胃不和证是指由于肝气郁滞,横逆犯胃,胃失和降而表现以脘胁胀痛为主的证候,又称肝气犯胃证、肝胃气滞证。多由情志不舒,肝气郁结,横逆犯胃所致。肝主疏泄,胃主受纳,肝气条达,则胃气和降。肝气郁滞,疏泄失职,横逆犯胃,胃失和降,则见胃脘、胸胁胀满疼痛,或窜痛;胃气上逆,则呃逆嗳气;肝失条达,气机郁滞,则精神抑郁;若气郁化火,肝性失柔,则见急躁易怒,善太息;气火内郁犯胃,可见吞酸嘈杂;肝气犯胃,胃纳失司,故见食纳减少;苔薄白,脉弦为肝气郁结之象;若气郁化火,则见苔薄黄,脉弦带数。遵《黄帝内经》"木郁达之"之旨,治宜疏肝理气之法。方中以柴胡功善疏肝解郁,用以为君;香附理气疏肝而止痛,川芎活血行气以止痛,二药相合,助柴胡以解肝经之郁滞,并增行气活血止痛之效,共为臣药;陈皮、枳壳理气行滞,芍药养血柔肝,缓急止痛,黄芩清热泻火,煅瓦楞子、代赭石、半夏、生麦芽消痰健胃,平肝降逆,均为佐药。诸药相合,共奏疏肝行气,活血止痛之功。

【古籍医方】　柴胡疏肝散(《医学统旨》)。

14. 肝火犯肺证

【证候特点】　以咳嗽,或咳血,胸胁灼痛,易怒,并伴见实火内炽之象为辨

证要点。

【临床表现】 胸胁灼痛，急躁易怒，头胀头晕，面红目赤，烦热口苦，咳嗽阵作，甚则咳血，痰黄黏稠。舌质红，苔薄黄，脉弦数。

【常用配伍】 龙胆草、栀子、大黄、生地黄、金银花、当归、白茅根、黛蛤散、侧柏叶。

【药证探赜】 肝火犯肺证是指由于肝经气火上逆犯肺，而使肺失清肃所表现的证候。按五行理论，又称"木火刑金"证。多由郁怒伤肝，气郁化火，或邪热蕴结肝经，上犯于肺所致。肺主肃降，肝主升发，升降相因，则气机条畅。肝经气火上逆犯肺，肺失清肃，气机上逆，则咳嗽阵作，津为火灼，炼液成痰，故痰黄黏稠；火灼肺络，络损血溢，则为咳血；肝经气火内郁，失于柔顺，则见胸胁灼痛，急躁易怒；火邪上扰，则头晕头胀，面红目赤；热蒸胆气上逆，则口苦；舌红，苔薄黄，脉弦数为肝经实火内炽之征。方中龙胆草大苦大寒，既能清利肝胆实火，又能清利肝经湿热，故为君药；栀子、大黄、金银花苦寒泻火，燥湿清热，共为臣药；实火所伤，损伤阴血，当归、生地黄养血滋阴，邪去而不伤阴血；白茅根、侧柏叶凉血止血，化痰止咳；黛蛤散清肝泻肺，化痰止咳，共为佐药；柴胡舒畅肝经之气，引诸药归肝经，甘草调和诸药，共为佐使药。全方泻中有补，利中有滋，降中寓升，祛邪不伤正，泻火不伤胃。

【古籍医方】 龙胆泻肝汤（《医方集解》）。

15. 肝胆湿热证

【证候特点】 以胁肋胀痛，纳呆呕恶，身目发黄与湿热内蕴之象共见为辨证要点。若阴部疾患湿热内蕴之象共见，则为肝经湿热证。

【临床表现】 胁肋胀痛，口苦，纳呆腹胀，泛恶欲呕，大便不调，小便短赤，或身目发黄，或寒热往来。或男性睾丸肿胀热痛，阴囊湿疹；或妇女带下黄臭，阴部瘙痒。舌红，苔黄腻，脉弦数或滑数。

【常用配伍】 茵陈蒿、大黄、栀子、柴胡、枳实、虎杖、白芍、郁金、黄芩、苍术、茯苓、鸡内金。

【药证探赜】 肝胆湿热证是指湿热蕴结肝胆，疏泄失职或湿热下注肝经所表现的证候。多由感受湿热之邪，或嗜酒肥甘，酿生湿热；或脾胃运化失常，湿浊内生，郁而化热，湿热蕴结，阻于肝胆所致。肝胆湿热蕴结，疏泄失常，故胁肋胀痛,寒热往来;肝胆失疏,脾失健运,胃失和降,则纳呆腹胀,泛恶欲呕,大便不调;胆汁外溢,故身目发黄,口苦。正如《伤寒论》所言"瘀热在里,身必发黄";肝经湿热下注,见男性睾丸肿胀热痛,阴囊湿疹,女性带下黄臭,阴部瘙痒;小便短赤,舌红,苔黄腻,脉弦数或滑数,乃湿热内蕴之象。蔡以生常以茵陈蒿汤为底方,方中重用茵陈蒿为君药,本品苦泄下降,善清热利湿,为治黄疸要药。臣以栀子、大黄,栀子清热降火,通利三焦,助茵陈蒿引湿热从小便而去;大黄泻热逐瘀,通利大便,导瘀热从大便而下。佐以枳实与大黄相配,泻阳明热结,行气消痞;柴胡、郁金疏肝解郁,利胆退黄;黄芩和解清热,以除少阳之邪;苍术、茯苓、虎杖、鸡内金健脾和胃,燥湿化痰。诸药合用,利湿与泄热并进,通利二便,前后分消,湿邪得除,瘀热得去,黄疸自退。

【古籍医方】　茵陈蒿汤(《伤寒论》)。

第二章　临症用药心得

一、内科常见症状

1. 恶寒

【症状释义】　凡患者自觉怕冷,多加衣被或近火取暖,仍感寒冷不能缓解者,称为恶寒。中医有"有一分恶寒,便有一分表证"的说法,故"恶寒"常为临床诊断和鉴别外感表证的重要指征。临床常见于外感表证或阳虚里证。

【常用配伍】　荆芥、防风、生姜、柴胡、桂枝。

【本草索隐】　临床遇此症,可以应用荆芥、防风、生姜。荆芥辛,微温,归肺、肝经,祛风解表,透疹消疮。《本草图经》:"荆芥,治头风,虚劳,疮疥,妇人血风。"防风辛、甘,温,归膀胱、肝、脾经,解表祛风,胜湿止痛,止痉。《珍珠囊》:"身,去上风;梢,去下风。"生姜辛,微温,归肺、脾、胃经,解表散寒,温中止呕,化痰止咳。《日用本草》:"生姜,治伤寒、伤风、头痛、九窍不利。"三者合用,共同起发散风寒之功。若首诊服药后疗效不佳,则在原方基础上加用柴胡、桂枝,以增强外散风寒,发汗解肌之功。《滇南本草》云:"柴胡,乃伤寒发汗解表要药。"《主治秘诀》云:"桂枝,去伤风头痛,开腠理,解表,去皮风湿。"

2. 畏寒

【症状释义】　患者自觉怕冷,多加衣被或近火取暖而能够缓解者,谓之畏寒。畏寒的症状,在外感表证或阳虚里证都可出现。

【常用配伍】　黄芪、人参、炒白术、当归、鸡血藤。

【本草索隐】　临床遇此症,可以应用黄芪、人参、炒白术。黄芪甘,温,归肺、脾经,健脾补中,升阳举陷,益卫固表,利尿托毒生肌,被誉为"补气之最"。人参甘、微苦,平,归脾、肺、心经,大补元气,补脾益肺,生津,安神益智。《本草汇言》云:"人参,补气生血,助精养神之药也。"炒白术苦、甘、温,归脾、胃经,健脾益气,燥湿利尿,止汗,安胎。《神农本草经》云:"白术,主风寒湿痹,死肌,痉,疸,止汗,除热消食。"三者均为补中益气要药,相须使用达到补肺健脾,实卫敛汗,驱风固表之功。若首诊服药后疗效不佳,则在原方基础上加用当归、鸡血藤,以增强补气行血,益气和营,扶助正气之功。《日华子本草》云:"当归,治一切风,一切血,补一切劳,破恶血,养新血及主癥癖。"

3. 发热

【症状释义】　指包括患者体温升高,或体温正常而患者自觉全身或局部(如手足心)发热。发热原因,分为外感、内伤两类。外感发热,因感受六淫之邪及疫疬之气所致;内伤发热,多由饮食劳倦或七情变化,导致阴阳失调,气血虚衰所致。外感发热多实,见于感冒、伤寒、温病、瘟疫等病证;内伤多虚,有阴虚发热、阳虚发热、血虚发热、气虚发热、虚劳发热、阳浮发热、失血发热等。发热类型,有壮热、微热、恶热、发热恶寒、往来寒热、潮热、五心烦热、暴热等。以发热时间分,有平旦热、昼热、日晡发热、夜热等。

【常用配伍】　柴胡、羌活、藿香、葛根、黄芩。

【本草索隐】　临床遇此症,可以应用柴胡、羌活、藿香。柴胡辛、苦,微寒,归肝、胆经,解表退热,疏肝解郁,升举阳气。《滇南本草》:"柴胡,伤寒发汗解表要药,退六经邪热往来,痹痿,除肝家邪热、痨热,行肝经逆结之气,止左胁肝气疼痛,治妇人血热烧经,能调月经。"羌活辛、苦,温,归膀胱、肾经,解表散寒,祛风除湿,止痛。藿香辛,微温,入肺、脾、胃经,化湿,止呕,解暑,治暑月外感,内伤生冷而致恶寒发热,呕恶吐泻暑湿证者。若首诊服药后疗效不佳,则在原方基础上加用葛根、黄芩,以增强祛邪解表退热之功。《神农本草经》云:"葛根,主消渴,身大热。"《滇南本草》云:"黄芩,上行泻肺火,下行泻膀胱火,(治)男子五淋,女子暴崩,调经清热,胎有火热不安,清胎热,除六经实火实热。"

4. 壮热

【症状释义】 壮热是指高热(体温 39℃以上)持续不退,不恶寒只恶热的症状。常兼面赤、口渴、大汗出、脉洪大等症。多因风热内传,或风寒入里化热,正邪相搏,阳热炽盛,蒸达于外所致。多见于伤寒阳明经证和温热病气分阶段,属里实热证。

【常用配伍】 知母、生石膏、金银花、人参、麦冬。

【本草索隐】 临床遇此症,可以应用知母、生石膏、金银花。知母苦、甘、寒,归肺、胃、肾经,清热泻火,生津润燥。《本草纲目》:"知母之辛苦寒凉,下则润肾燥而滋阴,上则清肺金泻火,乃二经气分药也。"生石膏甘、辛,大寒,归肺、胃经,生用清热泻火,除烦止渴。《名医别录》:"石膏,除时气头痛身热,三焦大热,皮肤热,肠胃中膈热,解肌发汗,止消渴烦逆,腹胀暴气喘息,咽热。亦可作浴汤。"金银花甘、寒,归肺、心、胃经,清热解毒,疏散风热。三者合用,清热泻火,解肌透热,清泻肺胃气分实热。若首诊服药后疗效不佳,则在原方基础上加用人参、麦冬,以增强清热泻火,滋阴止渴之功。如《伤寒论》竹叶石膏汤,主治热病后期,余热未尽,气津两亏,配伍益气养阴之人参、麦冬清热泻火,生津止渴。

5. 潮热

【症状释义】 指按时发热,或按时热势加重,如潮汐之有定时的症状。下午 3~5 时(即申时)热势较高者,称为日晡潮热,常见于阳明腑实证,故亦称阳明潮热。由于胃肠燥热内结,阳明经气旺于申时,正邪斗争剧烈,故在此时热势加重。午后和夜间有低热者,称为午后或夜间潮热;有热自骨内向外透发的感觉者,称为骨蒸发热。多属阴虚火旺所致,由于阴液亏虚,不能制阳,机体阳气偏亢,午后卫阳渐入于里,夜间卫阳行于里,使体内偏亢的阳气更加亢盛而生内热,故午后和夜间有低热。此外,午后或夜间发热,亦可见于瘀血积久,郁而化热者。发热以夜间为甚者,称为身热夜甚。常是温病热入营分,耗伤营阴的表现。

【常用配伍】 知母、炒黄柏、生地黄、淮小麦、生牡蛎。

【本草索隐】 临床遇此症,可以应用知母、炒黄柏、生地黄。知母苦、甘、寒,归肺、胃、肾经,清热泻火,生津润燥。《用药法象》:"知母,泻无根之肾火,疗有汗之骨蒸,止虚劳之热,滋化源之阴。"黄柏苦,寒,归肾、膀胱、大肠经,清热燥湿,泻火除蒸,解毒疗疮。生地黄甘、苦,寒,归心、肝、肾经,清热凉血,养阴生津。三者合用,共同起到清热泻火,退虚热,滋阴润燥之功。若首诊服药后疗效不佳,则在原方基础上加用淮小麦、生牡蛎,以增强滋阴退热,固表敛汗之功。《本草经疏》云:"牡蛎,凡病虚而多热者宜用。"

6. 微热

【症状释义】　指发热不高,体温一般在38℃以下,或仅自觉发热的症状。发热时间一般较长,病因病机较为复杂。多见于温病后期和某些内伤杂病。

【常用配伍】　生地黄、白薇、连翘、丹皮。

【本草索隐】　临床遇此症,可以应用生地黄、白薇、连翘。生地黄甘、苦,寒,归心、肝、肾经,清热凉血,养阴生津。《本经逢原》:"干地黄,内专凉血滋阴,外润皮肤容泽,患者虚而有热者宜加用之。阴虚火旺之症,宜生地黄以滋阴退阳。"白薇苦、咸,寒,归胃、肝、肾经,清热凉血,利尿通淋,解毒疗疮。《本草纲目》:"白薇,风温灼热多眠。"连翘苦,微寒,归肺、心、小肠经,清热解毒,消肿散结。《珍珠囊》:"连翘,泻心经客热,去上焦诸热。"三药合用,共同起到清热滋阴凉血的作用。若首诊服药后疗效不佳,则在原方基础上加用丹皮,以增强清透阴分伏热之功。《本草纲目》云:"丹皮,和血,生血,凉血。治血中伏火,除烦热。"

7. 寒热往来

【症状释义】　指患者自觉恶寒与发热交替发作的症状。是正邪相争,互为进退的病理反映,为半表半里证寒热的特征。《类证活人书》:"往来寒热者,阴阳相胜也。阳不足则先寒后热,阴不足则先热后寒。"其病机是邪入半表半里,枢机不利。

【常用配伍】　柴胡、白芍、黄芩、半夏、人参。

【本草索隐】　临床遇此症,可以应用柴胡、白芍、黄芩。柴胡辛、苦,微寒,归肝、胆经,解表退热,疏肝解郁,升举阳气。《珍珠囊》:"去往来寒热,胆痹,非柴胡梢子不能除。"白芍苦、酸,微寒,归肝、脾经,养血敛阴,柔肝止痛,平抑肝阳。黄芩苦,寒,归肺、胆、脾、大肠、小肠经,清热燥湿,泻火解毒,止血,安胎。《药性论》:"黄芩,能治热毒,骨蒸,寒热往来,肠胃不利,破壅气,治五淋,令人宣畅,去关节烦闷,解热渴,治热腹中疠痛,心腹坚胀。"三药合用,清半表半里之热,共收和解少阳之功。若首诊服药后疗效不佳,则在原方基础上加用半夏、人参,以增强燥湿化痰,益气养阴的作用。《神农本草经》:"半夏,主伤寒寒热,心下坚,下气,喉咽肿痛,头眩胸胀,咳逆,肠鸣,止汗。"

8. 四肢厥冷

【症状释义】 手足厥冷指手足冷至肘膝的征象,又称手足逆冷、手足厥逆、四逆等。有寒热之分:寒证由于阳气衰微,阴寒内盛所致,常伴有怕冷,下利清谷,脉沉微等,治宜回阳救逆,祛寒,方用四逆汤、大乌头煎等方;热证多因热邪郁遏,阳气不能通达四肢,伴有胸腹烦热,口渴等证,治宜宣透郁热,方用四逆散、白虎汤、承气汤等。此处主要谈论寒证引起的四肢厥冷。

【常用配伍】 附子、干姜、人参、桂枝、鹿角霜。

【本草索隐】 临床遇此症,可以应用附子、干姜、人参。附子辛、甘,大热,有毒,归心、肾、脾经,回阳救逆,补火助阳,散寒止痛。《本草汇言》云:"附子,回阳气,散阴寒,逐冷痰,通关节之猛药也。"附子,乃回阳救逆第一品。干姜辛,热,归脾、胃、肾、心、肺经,温中散寒,回阳通脉,温肺化饮。《主治秘要》云:"通心气,助阳,去脏腑沉寒,发诸经之寒气,治感寒腹痛。"人参甘、微苦,平,归脾、肺、心经,大补元气,补脾益肺,生津,安神益智。《本草蒙筌》:"人参,定喘嗽,通畅血脉,泻阴火,滋补元阳。"三者合用,回阳救逆,温通散寒,兼大补元气。若首诊服药后疗效不佳,则在原方基础上加用桂枝、鹿角霜,以增强温通经脉,助阳散寒止痛之功。《本草备要》云:"桂枝,温经通脉,发汗解肌肉。"

9. 五心烦热

【症状释义】 指两侧手心、两侧脚心,还有脏腑中心自觉烦热,多由阴虚火旺、心血不足,或病后虚热不清及火热内郁所致,是虚损劳瘵等病的常见症之一。治宜滋阴降火,清热养阴,清肝理脾等,可选用清骨散、升麻散、《千金》

竹叶汤、逍遥散、茯苓补心汤等方。火郁而宜升发者,用火郁汤加减。

【常用配伍】　知母、黄柏、栀子、莲子、生地黄。

【本草索隐】　临床遇此症,可以应用知母、黄柏、栀子。知母苦、甘、寒,归肺、胃、肾经,清热泻火,生津润燥。《用药法象》:"知母,泻无根之肾火,疗有汗之骨蒸,止虚劳之热,滋化源之阴。"黄柏苦,寒,归肾、膀胱、大肠经,清热燥湿,泻火除蒸,解毒疗疮。栀子苦,寒,归心、肺、三焦经,泻火除烦,清热利湿,凉血解毒。三者合用,滋阴清热,降火除烦。若首诊服药后疗效不佳,则在原方基础上加用莲子、生地黄,以增强养阴泄热之功。《珍珠囊》云:"生地,凉血,生血,补肾水真阴。"

10. 胸闷

【症状释义】　是一种主观感觉,即呼吸费力或自觉气不够用。轻者无不适,重者自觉难受,似乎被石头压住胸腔,甚至发生呼吸困难,可伴随其他症状,如胸痛、压迫感、心悸、喘、灼热感、吐酸水、冒冷汗、恶心、呕吐等。胸闷可能是身体器官的功能性表现,也可能是人体发生疾病的最早症状之一。

【常用配伍】　丹参、赤芍、红花、川芎、瓜蒌。

【本草索隐】　临床遇此症,可以应用丹参、赤芍、红花。丹参性寒味苦,入心、心包经,入心包、通心窍,活血化瘀,行血止痛;红花性温味辛,亦入心经,辛散温通,能活血通经,祛瘀止痛。二药相须为用,有良好的活血化瘀,通经止痛的功效。赤芍味苦,性微寒,清热凉血,散瘀止痛。《神农本草经》:"芍药,味苦平。主邪气腹痛,除血痹,破坚积寒热疝瘕,止痛……生川谷。"若首诊服药后疗效不佳,则在原方基础上加用川芎、瓜蒌。川芎辛散温通之性更强,既能破血,又可行气。瓜蒌理气宽胸,涤痰散结,擅长利气散结以宽胸,并可稀释软化稠痰以通胸膈痹塞。

11. 胸痛

【症状释义】　是胸部的某一部位疼痛的症状,胸居上焦,内藏心、肺,故胸痛多与心、肺病变有关。临床常见于胸痹、厥心痛(真心痛)、肺痨、肺痈、胁肋痛等病。

【常用配伍】 赤芍、丹参、全瓜蒌、红花、川芎。

【本草索隐】 临床遇此症,可以应用赤芍、丹参、全瓜蒌。赤芍苦,微寒,归肝经,清热凉血,散瘀止痛。丹参苦,微寒,归心、心包、肝经,祛瘀止痛,活血通经,凉血消痈,除烦安神。《吴普本草》:"治心腹痛。"全瓜蒌甘,微苦,寒,归肺、胃、大肠经,清热化痰,宽胸散结,润肠通便。《名医别录》:"主胸痹,悦泽人面。"三药共用,通行血脉,宽胸散结,祛瘀止痛。若首诊服药后疗效不佳,则在原方基础上加用红花、川芎,以增强活血祛瘀止痛之功。《本草纲目》:"红花,活血,润燥,止痛,散肿,通经。"

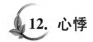

12. 心悸

【症状释义】 指患者自觉心跳不安的症状,是因外感或内伤,致气血阴阳亏虚,心失所养;或痰饮瘀血阻滞,心脉不畅,引起以心中急剧跳动,惊慌不安,甚则不能自主为主要临床表现的一种心脏常见病症。多是心与心神病变的反映。

【常用配伍】 黄芪、人参、炙甘草、茯苓、丹参。

【本草索隐】 临床遇此症,可以应用黄芪、人参、炙甘草。黄芪甘,温,归肺、脾经,健脾补中,升阳举陷,益卫固表,利尿托毒生肌。人参甘,微苦,平,归脾、肺、心经,大补元气,补脾益肺,生津,安神益智。炙甘草甘,平,归心、肺、脾、胃经,补脾益气,复脉,祛痰止咳,缓急止痛,清热解毒,调和诸药。《伤寒寻源》:"伤寒脉结代,心动悸者,炙甘草汤主之。"三药合用,补益心气,益气复脉。若首诊服药后疗效不佳,则在原方基础上加用茯苓、丹参,以增强健脾益气,活血通脉之功。《滇南本草》:"丹参,补心定志,安神宁心。治健忘怔忡,惊悸不寐。"

13. 怔忡

【症状释义】 指无明显外界诱因,心跳剧烈,上至心胸,下至脐腹,悸动不安者。怔忡首见于《济生方·惊悸怔忡健忘门》中"惊者,心卒动而不宁也;悸者,心跳动而怕惊也;怔忡者,心中躁动不安,惕惕然后人将捕之也",是心悸的一种,是指因久病体虚、心脏受损导致气血、阴阳亏虚,或邪毒、痰饮、瘀血阻滞心脉,日久导致心失濡养,心脉不畅,从而引起的心中剔剔不安,不能自控的一种病证。

【常用配伍】　炙甘草、生龙骨、生牡蛎、丹参、苦参、茵陈蒿。

【本草索隐】　临床遇此症,可以应用炙甘草、生龙骨、生牡蛎、丹参。炙甘草甘,平,归心、肺、脾、胃经,补脾益气,益气复脉。《伤寒寻源》:"伤寒脉结代,心动悸者,炙甘草汤主之。"龙骨甘、涩,平,入心、肝、肾经,镇惊安神,平肝潜阳,收敛固涩。《本草纲目》:"龙骨,益肾镇惊。"牡蛎咸,微寒,归肝、胆、肾经,重镇安神,潜阳补阴,软坚散结。《现代实用中药》:"牡蛎,为制酸剂,有和胃镇痛作用,治胃酸过多,身体虚弱,盗汗及心悸动惕、肉瞤等。"丹参苦,微寒,归心、心包、肝经,祛瘀止痛,活血通经,凉血消痈,除烦安神。《滇南本草》:"丹参,补心定志,安神宁心。治健忘怔忡,惊悸不寐。"诸药合用,达到补益心气,镇静安神的作用。若首诊服药后疗效不佳,则在原方基础上加用苦参、茵陈蒿,以增强清心镇惊之功。《名医别录》:"苦参,养肝胆气,安五脏,定志益精。"

14. 咳

【症状释义】　是一种呼吸道常见症状,由于气管、支气管黏膜或胸膜受炎症、异物、物理或化学性刺激引起,表现先是声门关闭、呼吸肌收缩、肺内压升高,然后声门张开,肺内空气喷射而出,通常伴随声音。咳嗽具有清除呼吸道异物和分泌物的保护性作用。但如果咳嗽不停,由急性转为慢性,常给患者带来很大的痛苦,伴随胸闷、咽痒、喘气等。咳嗽可伴随咳痰。

【常用配伍】　蝉蜕、黄芩、射干、麻黄、半夏。

【本草索隐】　临床遇此症,可以应用蝉蜕、黄芩、射干。蝉蜕归肺、肝经,主散风除热,利咽,透疹,退翳,解痉。黄芩归肺、胆、脾、大肠、小肠经,清上焦肺热。《本草纲目》云:"洁古张氏言黄芩泻肺火,治脾湿;东垣李氏言片芩治肺火,条芩治大肠火。"射干清热利咽,下气消痰。若首诊服药后疗效不佳,则在原方基础上加用麻黄、半夏,以增强止咳化痰之功。

15. 嗽

【症状释义】　有声无痰谓之咳,有痰无声谓之嗽。咯痰是呼吸道内的病理性分泌物,借助咳嗽而排出体外的动作。

【常用配伍】 半夏、茯苓、射干、杏仁、桔梗。

【本草索隐】 临床遇此症,可以应用半夏、茯苓、射干。《医宗必读》云:"脾为生痰之源……脾复健运之常,而痰自化矣。"半夏归脾、胃、肺经,主燥湿化痰,降逆止呕,消痞散结;茯苓利水渗湿,健脾化痰以绝生痰之源;射干清热消痰利咽。若首诊服药后疗效不佳,则在原方基础上加用杏仁、桔梗,二者配伍,一升一降,升降调和,以增强下气止咳化痰之功。

 16. 喘

【症状释义】 喘有寒、有热、有水病。寒喘遇寒则发,热喘发于夏,而不发于冬。水病者,小便涩,胸膈满闷,脚微肿是也,更有肺热,有肺虚,有胃热,有肾虚之别。呼吸急促者,谓之喘;喉中有声响者,谓之哮。然痰盛而喘,则治痰为本,而利气为标;气实而喘,则气反为本,痰反为标;哮喘未发,以扶正为要,已发以攻邪为主;若自少腹下火气冲于上而喘者,宜补阴以敛之。凡咳不得卧,其脉浮,按之虚而涩者,为阴虚,去死不远,慎勿下之,下之必死,大宜补阴壮火,火归则为气为痰,俱不泛上矣。

【常用配伍】 麻黄、地龙、白芍、蝉蜕、射干。

【本草索隐】 临床遇此症,可以应用麻黄、地龙、白芍。麻黄归肺、膀胱经,主发汗散寒,宣肺平喘,利水消肿。《本草正义》云:"麻黄轻清上浮,专疏肺郁,宣泄气机,是为治感第一要药,虽曰解表,实为开肺,虽曰散寒,实为泄邪,风寒固得之而外散,即温热亦无不赖之以宣通。"地龙归肝、脾、膀胱经,主通络平喘利尿,与麻黄相伍,一温一寒,一宣一降,相得益彰。白芍归肝、脾经,取其敛肺降气之功。若首诊服药后疗效不佳,则在原方基础上加用蝉蜕、射干,以增强下气平喘之效。

 17. 哮

【症状释义】 是呼吸急促,喉中痰鸣如水鸡声的病症。由膈内有壅塞之气,肺中有胶固之痰,复感风寒所致。《医学正传》卷二:"喘促喉中如水鸡声者,谓之哮。"《医宗必读》卷九:"哮音与喘相类,但不似喘。开口出气之多,而有牙呷之音,呷音口开,呀者口闭,开口闭口,尽有声音,呀呷二音,合成哮字。"《医略六书·杂病证治》卷二十二:"哮即痰鸣气喘之常发者,膈内有壅塞之气,肺中有胶固之痰,肺络又有风寒之感,三者闭拒气道,搏击有声,发为哮病。"

【常用配伍】 麻黄、射干、地龙、细辛、干姜。

【本草索隐】 临床遇此症,可以应用麻黄、射干、地龙。麻黄辛散宣畅肺气,苦泄肃降上逆之气,以复肺之宣发肃降,为治疗肺气壅遏所致喘咳的要药。射干苦寒入肺,善降逆祛痰,清热解毒,利咽喉。《神农本草经疏》曰:"射干……主咳逆上气喉痹咽痛,不得息。"二药配伍,一寒一温,寒温并用,一宣一降,宣降并举,相使为用,相辅相成,使痰浊消散,气道顺畅,则喉中痰鸣自止,共奏宣肺利咽,畅通气道之功。若首诊服药后疗效不佳,则在原方基础上加用细辛、干姜,以增强温肺化饮,温宣肺气之效。

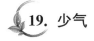

18. 短气

【症状释义】 指因呼吸短促而不相接续的情况。《灵枢·癫狂》:"短气,息短不属,动作气索。"《伤寒明理论》云:"短气者,气短而不能相续者是矣。似喘而非喘,若有气上冲,而实非气上冲也。喘者,张口抬肩,摇身滚肚,谓之喘也。气上冲者,腹里气时时上冲也。所谓短气者,呼吸虽数,而不能相续,似喘而不摇肩,似呻吟而无痛者,短气也。"短气可见于很多疾病过程中,有虚有实。实证多突然发病,伴有胸腹胀满,呼吸声粗,多由于痰、食内阻,影响气机升降所致;虚证多实久病,声低息微,形疲神倦,多由于元气大虚所致。

【常用配伍】 人参、白术、茯苓。

【本草索隐】 临床遇此症,可以应用人参、白术、茯苓。人参甘温,大补元气,健脾养胃。白术苦温,健脾燥湿,加强益气助运之力。茯苓甘淡,健脾渗湿。苓、术相配,则健脾祛湿之功益著。若呕吐,加半夏以降逆止呕;胸膈痞满者,加枳壳、陈皮以行气宽胸;心悸失眠者,加酸枣仁以宁心安神;若畏寒肢冷,脘腹疼痛者,加干姜、附子以温中祛寒。

19. 少气

【症状释义】 指言语无力,呼吸微弱、短促等证候。《灵枢·经脉》:"少气不足以息。"又:"其小而短者少气。"可因脏气虚弱,尤以肺气虚损,中气不足,肾气亏耗为常见。《诸病源候论·少气候》:"所由脏气不足故也。肺主于气而通呼吸,脏气不足,则呼吸微弱而少气。胸痛少气者,水在脏腑,水者阴气,阴气在内,故少气。"亦有因痰气、食积内阻所致者。《鲟溪陆氏医述·病症辨异》:"少气者,气少不足于言……由里气因痰或食或饮碍其升降之路使然。"

【常用配伍】　黄芪、人参、白术。

【本草索隐】　临床遇此症,可以应用黄芪、人参、白术。黄芪、人参同为补气要药。黄芪味甘性温,善走肌表,补气兼能扶阳,走而不守。《本草经集注》:"补虚,小儿百病,妇人子藏风邪气,逐五脏间恶血,补脏腑虚损,五劳羸瘦。"人参味甘微苦而性温,善补五脏之气,补气而兼能养阴,守而不走。二药相须配对,具有强大的补气助阳作用。白术味甘、苦,性微温,入脾、胃经,具有补脾益气,燥湿利水,固表止汗的功效。与黄芪相须为用,共收健脾胃,利水湿,益气血,强营卫之功。

🌿 20. 恶心

【症状释义】　是一种可以引起呕吐冲动的胃内不适感,常为呕吐的前驱感觉,但也可单独出现,主要表现为上腹部的特殊不适感,常伴有头晕、流涎、脉搏缓慢、血压降低等迷走神经兴奋症状。《诸病源候论》卷二十一:"恶心者,由心下有停水积饮所为也。""水饮之气不散,上乘于心,复遇冷气所加之,故令火气不宣,则心里澹澹然,欲吐,名为恶心也。"

【常用配伍】　干姜、茯苓、半夏。

【本草索隐】　临床遇此症,可以应用干姜、茯苓、半夏。干姜味辛,性热,为止呕要药。《神农本草经》:主胸满咳逆上气,温中,止血,出汗,逐风湿痹,肠澼下痢,生者尤良。茯苓甘、淡,归心、肺、脾、肾经,健脾利水。《药性论》:"开胃,止呕逆,善安心神。"半夏主治降逆止呕,燥湿化痰。

🌿 21. 呕吐

【症状释义】　是以胃失和降,气逆于上所致的一种病症,可出现在许多疾病过程中。《圣济总录》:"呕吐者,胃气上而不下也。譬之通瓶小口,顿溉不入,乃升气所碍。人病呕吐,其理如此。盖脾胃气弱,风冷干动,使留饮停积,饮食不化,胃气虚胀,心下濠濠,其气上逆。"《伤寒论》:"呕者,声物俱出者也。吐者,无声而但出物者也。故仲景复言干以别之,则呕为有物明矣。干,犹空也,但空呕而无所出耳。然呕吐俱有物出,较之轻重,则呕甚于吐。"临床辨证以虚实为纲。治疗以和胃降逆为原则,但须根据虚实不同情况分别处理。

【常用配伍】 半夏、茯苓、干姜。

【本草索隐】 临床遇此症,可以应用半夏、茯苓、干姜。半夏燥湿化痰,降逆止呕,消痞散结。茯苓渗湿利水,益脾和胃,宁心安神。干姜温中散寒,回阳通脉,温肺化饮,为止呕要药。《本草纲目》:"干姜,能引血药入血分,气药入气分。又能去恶养新,有阳生阴长之意,故血虚者用之。凡人吐血、衄血、下血,有阴无阳者,亦宜用之,乃热因热用,从治之法也。"

22. 反酸

【症状释义】 指胃内容物经食管反流达口咽部,口腔感觉到酸性物质;如果十二指肠内容物经胃、食管反流达口咽部,口腔感觉到出现苦味物质,称为十二指肠胃食管反流。多由于贲门功能不全和胃功能障碍逆蠕动,致酸性胃液反流至口腔。反酸是症状,并非一种疾病。治疗原则为消除病因、合理控制和缓解症状。

【常用配伍】 煅瓦楞、海螵蛸、白螺蛳壳、白及。

【本草索隐】 临床遇此症,可以应用煅瓦楞、海螵蛸、白螺蛳壳。煅瓦楞味咸,性平,消痰化瘀,软坚散结,制酸止痛。海螵蛸收敛止血,涩精止带,制酸止痛,收湿敛疮。白螺蛳壳化痰散结,止痛敛疮。《饮片新参》:"化热痰,治膈气疼痛,利水热。"三药同用抑酸护胃,止痛敛疮。若首诊服药后疗效不佳,则在原方基础上加用白及,以增强收敛止血,消肿生肌之功。

23. 嗳气

【症状释义】 是胃中气体上出咽喉所发出的声响,其声长而缓,俗称"打饱嗝""饱嗝",是各种消化道疾病常见的症状之一。尤其反流性食管炎、慢性胃炎、消化性溃疡和功能性消化不良等疾病,多伴有嗳气症状。自胃部上升的气体或酸性液体导致嗳气(呃逆)发生,伴有典型的响声。嗳气可因不同病因在持续时间和响度上发生改变。

【常用配伍】 半夏、陈皮、茯苓、白术、厚朴。

【本草索隐】 临床遇此症,可以应用半夏、陈皮、茯苓。半夏性味辛、温,归脾经、胃经和肺经,有燥湿化痰,降逆止呕,消痞散结之功效。陈皮理气健脾,燥湿化痰。《名医别录》:"下气,止呕。"茯苓利水渗湿,健脾宁心。《本草纲目》."茯苓气味淡而渗,其性上行,生津液,开腠理,滋水源而下降,利小便。故张洁古谓其属阳,浮而升,言其性也;东垣谓其为阳中之阴,降而下,言其功也。"若首诊服药后疗效不佳,则在原方基础上加用白术、厚朴,以增强健脾化痰之功。

24. 呃逆

【症状释义】 即打嗝,指气从胃中上逆,喉间频频作声,声音急而短促。是生理上常见的现象,由横膈膜痉挛收缩引起。健康人可发生一过性呃逆,多与饮食有关,特别是饮食过快、过饱,摄入过热或冷的食物、饮料等,外界温度变化和过度吸烟亦可引起。呃逆频繁或持续 24 小时以上,称为难治性呃逆,多发生于某些疾病。

【常用配伍】 旋覆花、代赭石、半夏、丁香、柿蒂。

【本草索隐】 临床遇此症,可以应用旋覆花、代赭石、半夏。旋覆花辛散苦泄而温通,虽质轻扬升散,能辛散化痰,但功善下降,有降气化痰止咳,降逆止呕作用,为治痰阻气逆的要药。代赭石苦寒而质重,善清降有余之火,抑亢盛之阳,能清降肝火,平潜肝阳,亦入肺胃,降摄肺胃之逆气而降气化痰、止喘息,降胃气、止噫气、呕吐、呃逆,亦入心肝血分而凉血止血。两药配伍,旋覆花以宣散降气为功,代赭石以清降止血为用,一宣一降,宣降相宜,共奏泄浊化痰,下气平喘,行滞通络,降逆止呕之功,为降逆止呕止噫气的常用药对。半夏燥湿化痰,降逆止呕,消痞散结。《本草从新》:"能走能散,和胃健脾,除湿化痰,发表开郁,下逆气,止烦呕……为治湿痰之主药。"若首诊服药后疗效不佳,则在原方基础上加用丁香、柿蒂,以增强降逆止呃之能。

25. 呕血

【症状释义】 指患者呕吐血液,由于上消化道(食管、胃、十二指肠、胃空肠吻合术后的空肠、胰腺、胆道)急性出血所致。一般将十二指肠悬韧带(十二指肠悬肌,又称 Treitz 韧带)以上的消化道出血称上消化道出血,以呕血为主,但也可见于某些全身性疾病。在确定呕血之前,必须排除口腔、鼻、咽喉等部位的出血以及咯血。应针对病因治疗,一般先采用内科保守治疗,无效再考虑内镜、微创或外科手术。

【常用配伍】 白及、地榆炭、大黄。

【本草索隐】 临床遇此症,可以应用白及、地榆炭、大黄。白及收敛止血,消肿生肌。《本经逢原》:"白及性涩而收,得秋金之气,故能入肺止血,生肌治疮。"地榆性寒味苦酸,归肝、肺、肾和大肠经,炒炭入药有凉血止血,清热解毒,消肿敛疮等功效。大黄泻热毒,破积滞,行瘀血,治疗吐血、衄血等。

26. 胃痞

【症状释义】 指上腹部、剑突下,胃之所在部位胀满痞塞不适的症状。胃痞在《黄帝内经》中称为痞、满、痞满、痞塞等,如《素问·异法方宜论》"脏寒生满病"。《伤寒论》对本病证的理法方药论述颇详,如谓"但满而不痛者,此为痞""心下痞,按之濡",提出了痞的基本概念,并指出该病病机是正虚邪陷,升降失调。

【常用配伍】 苍术、白术、莪术、枳壳、陈皮。

【本草索隐】 临床遇此症,可以应用苍术、白术、莪术。苍术辛、苦,温,归脾、胃、肝经,燥湿健脾,祛风散寒。《珍珠囊》:"苍术,能健胃安脾,诸湿肿非此不能除。"白术苦、甘,温,归脾、胃经,健脾益气,燥湿利尿,止汗,安胎。《本草通玄》:"白术,补脾胃之药,更无出其右也。"莪术辛、苦,温,归肝、脾经,破血行气,消积止痛。《日华子本草》:"莪术,治一切血气,开胃消食,通月经,消瘀血。"三药合用,燥湿健脾以和脾胃,行气消积除胀。若首诊服药后疗效不佳,则在原方基础上加用枳壳、陈皮,以增强行气健脾,消积导滞。《日华子本草》:"陈皮,健脾开胃,调五脏,下气,止呕逆,消痰。"

27. 胃脘痛

【症状释义】 指上腹部、剑突下，胃之所在部位疼痛的症状。胃失和降，气机不畅，则会导致胃脘痛。多与饮食不节、情志失调、素体阳虚和复感外寒有关。病理性质有虚有实，因寒、热、气滞、瘀血和食积所致者，为实证；因胃阴虚或胃阳不足，胃失所养引起者，属虚证。

【常用配伍】 木香、砂仁、白芍、茯苓、香附。

【本草索隐】 临床遇此症，可以应用木香、砂仁、白芍。木香辛、苦，温，归脾、胃、大肠、三焦、胆经，行气止痛，健脾消食。《日华子本草》："木香，治心腹一切气，止泻，霍乱，痢疾，安胎，健脾消食。疗羸劣，膀胱冷痛，呕逆反胃。"砂仁辛，温，归脾、胃、肾经，化湿行气，温脾止泻，理气安胎。《药性论》："砂仁，主冷气腹痛，止休息痢，劳损，消化水谷，温暖脾胃。"白芍苦、酸，微寒，归肝、脾经，柔肝止痛，平抑肝阳，养血敛阴。《神农本草经》："白芍，主邪气腹痛，除血痹，破坚积，治寒热疝瘕，止痛。"三药合用，行气止痛，调肝理脾化湿。若首诊服药后疗效不佳，则在原方基础上加用茯苓、香附，以增强调肝健脾，理气止痛之功。《滇南本草》："香附，调血中之气，开郁，宽中，消食，止呕吐。"

28. 纳呆少食

【症状释义】 胃接受和容纳食物的功能称作"胃主受纳"。因邪气扰动，胃气不降；或脾胃功能虚弱，出现消化不良、食欲不振，进食后有饱滞之感的症状，称为"胃纳呆滞"，简称胃呆、纳呆、纳少或食少。叶天士《临证指南医案》谓："纳食主胃，运化主脾，脾宜升则健，胃宜降则和。"又云："太阴湿土，得阳始运；阳明燥土，得阴自安，以脾喜刚燥，胃喜柔润也……脾胃之病，虚实寒热，宜燥宜润，固当详判，其于升降二字，尤为紧要。脾气下陷固病，即不下陷，但不健运，已病矣。胃气上逆固病，即不上逆，但不通降，亦病矣。"

【常用配伍】 炒枳壳、木香、砂仁、生麦芽、鸡内金。

【本草索隐】 临床遇此症，可以应用炒枳壳、木香、砂仁。炒枳壳苦、辛、酸，微寒，归脾、胃经，理气宽中，行滞消胀。木香辛、苦，温，归脾、胃、大肠、三焦、胆经，行气止痛，健脾消食。《本草纲目》有云："心腹一切滞气。和胃气，泄肺气，行肝气。凡气郁而不舒者,宜用之。"砂仁辛,温,归脾、胃、肾经,化湿开胃,温脾止泻,理气安胎。《本草经疏》云:"气味辛温而芬芳,香气入脾,辛能润肾,故为开脾胃之要药,和中气之正品。"三药合用,调理脾胃气机升降,以助运化。若首诊服药后疗效不佳,则在原方基础上加用生麦芽、鸡内金,以增强健脾消食之功。

29. 厌食

【症状释义】 指小儿较长时期见食不贪,食欲不振,甚则拒食的一种常见病症。临症应辨病在脾或在胃。在胃者,以胃阴不足为主,症见厌食而口干多饮,大便干结,舌红少津。在脾者,以脾运失健为主,症见厌食,面色少华,腹胀便溏,舌淡苔白。总的治疗原则为健运脾气,养阴益胃。

【常用配伍】 鸡内金、炒山楂、神曲、谷芽、麦芽。

【本草索隐】 临床遇此症,可以应用鸡内金、炒山楂、神曲。鸡内金甘,平,归脾、胃、小肠、膀胱经,能健胃消食,涩精止遗,通淋化石。《滇南本草》云:"宽中健脾,消食磨胃。治小儿乳食结滞,肚大筋青,痞积疳积。"炒山楂酸、甘,微温,归脾、胃、肝经,能消食健胃,行气散瘀,化浊降脂。神曲甘、辛,温,归脾、胃经,能健脾和胃,消食化积。《药性论》云:"化水谷宿食,癥结积滞,健脾暖胃。"三药相须为用,共奏健脾消食之功。若首诊服药后疗效不佳,则在原方基础上加用谷芽、麦芽,以增强行气消食,健脾开胃之功。

30. 消谷善饥

【症状释义】 是由中焦热盛所致的食入易消,常觉饥饿之症。《灵枢·经脉》:"气盛则身以前皆热,其有余于胃,则消谷善饥,溺色黄。"为中消主症。本症常见于糖尿病、甲状腺功能亢进等疾患。

【常用配伍】 山茱萸、知母、生地黄、生石膏、黄连。

【本草索隐】 临床遇此症,可以应用山茱萸、知母、生地黄。山茱萸味酸、涩,性微温,归肝、肾经,能补益肝肾,收涩固脱。知母苦,寒,归肺、胃、肾经,清热泻火,滋阴润燥。《本草纲目》有云:"知母之辛苦寒凉,下则润肾燥而滋阴,上则清肺金泻火,乃二经气分药也。"生地黄甘、苦,性寒,归心、肝、肾经,能清热生津,凉血止血。《本经逢原》云:"生地黄治心热,手心热,益肾水,凉心血,其脉洪实者宜之。"三者合用补益肝肾,滋阴清热,解中焦热盛。若首诊服药后疗效不佳,则在原方基础上加用生石膏、黄连,以增强清热泻火,生津止渴之功。

31. 饥不欲食

【症状释义】 阴虚火旺可表现为饥不欲食。胃阴亏虚导致胃受纳功能失常,然阴虚阳亢,虚火消耗水谷精微,导致机体需要更多的饮食,外在表现为易饥饿,但食入难以消化。《素问·至真要大论》有云:"太阴司天,湿淫所胜……大便难,阴气不用,饥不欲食……病本于肾。"

【常用配伍】 南沙参、麦冬、玉竹。

【本草索隐】 临床遇此症,可以应用南沙参、麦冬、玉竹。沙参味甘、微苦,性微寒,归肺、胃经,能养阴清热,润肺化痰,益胃生津。麦冬甘、微苦,微寒,归心、肺、胃经,能养阴生津,润肺止咳。玉竹甘,微寒,归肺、胃经,能养阴润燥,生津止渴。《日华子本草》有云:"除烦闷,止渴,润心肺,补五劳七伤,虚损,腰脚疼痛,天行热狂。"三者合用养阴清热,益胃生津。

32. 矢气

【症状释义】 出自《素问·咳论》,俗称排气、出虚恭。多见于脾虚饮食不化、肝胃气滞及伤寒阳明腑实证。治宜健脾消食,和中行气,伤寒阳明腑实证可用承气汤下之。

【常用配伍】 白芍、防风、白术、陈皮、牡蛎。

【本草索隐】 临床遇此症,可以应用白芍、防风、白术。白术健脾益气,燥湿利水。防风祛风解表,胜湿止痛,止痉。白芍养血调经,柔肝止痛,敛阴止汗,平抑肝阳。三药配伍使用可除肠中腐败之积气。若首诊服药后疗效不佳,则在原方基础上加用陈皮、牡蛎,陈皮理气健脾,燥湿化痰。《名医别录》:下气,止呕。牡蛎敛阴潜阳,化痰软坚,两药合用可加强理气化痰之功。

33. 泄泻

【症状释义】 指因感受外邪,或饮食所伤,或情志失调,或脾胃虚弱,或脾肾阳虚等原因引起的以排便次数增多,粪便稀溏,甚至泄如水样为主症的病症。一般根据病因病机运用淡渗、升提、清凉、疏利、甘缓、酸收、燥脾、温肾、固涩方法治疗。

【常用配伍】　赤石脂、五倍子、石榴皮、炮姜炭、诃子。

【本草索隐】　临床遇此症,可以应用赤石脂、五倍子、石榴皮。赤石脂味甘、酸、涩,性温,归大肠、胃经,能涩肠。五倍子酸、涩、寒,归肺、大肠、肾经,能涩肠止泻。《本草拾遗》:"治肠虚泄痢,热汤服。"石榴皮酸、涩、温,归大肠经,能涩肠止泻。《本草纲目》云:"止泻痢,下血,脱肛,崩中带下。"三药合用涩肠止泻。若首诊服药后疗效不佳,则在原方基础上加用炮姜炭、诃子,以增强温中散寒止泻之功。

34. 溏结不调

【症状释义】　指大便时稀时干,调节不当。大便溏泄有多种原因,五脏失调都可导致。脾主运化,脾虚则运化失常;肝气犯脾,也会影响脾的运化功能;肾主二便,大、小肠主吸收水分,促进大便成形;肺与大肠相表里,肺气不利,则影响大肠的气机。大便的干结可能是因为体内津液流失,肝主藏血,脾主运化,津液的生成和肝、脾关系密切。

【常用配伍】　车前子、山药、白扁豆。

【本草索隐】　临床遇此症,可以应用车前子、山药、白扁豆。车前子甘、微寒,归肝、肾、肺、小肠经,能清热渗湿。山药甘、平,归脾、肺、肾经,能补脾养胃。《本草纲目》云:"益肾气,健脾胃,止泄痢,化痰涎,润皮毛。"白扁豆甘、微温,归脾、胃经,能健脾化湿和中。三者合用可健脾益胃,助脾胃运化。

35. 里急后重

【症状释义】　"里急"即腹内窘迫急痛,欲解下为快;"后重"形容大便至肛门,有重滞欲下不下之感,肛门、直肠及髋尾部坠胀,总有"排便不尽感"。

【常用配伍】　秦皮、黄连、黄芩、葛根。

【本草索隐】　临床遇此症,可以应用秦皮、黄连、黄芩。《黄帝内经》云"暴注下迫""水液浑浊,皆属于热"。《本草汇言》云:"秦皮,味苦性涩而坚,能收敛走散之精气。故仲景用白头翁汤,以此治下焦虚热而利者,取苦以涩之之意也。"可用秦皮、黄芩、黄连清热燥湿止痢。若首诊服药后疗效不佳,则在原方基础上加用葛根,可升清阳、解表、止泻,达宣利肺气之目的,对于"肺肠同病"之协热利可使其"源清而流自洁",上焦疏利则下焦通畅,肺气宣发则利脾之升清。葛根又可升津液,即运用苦泻法的同时,注意顾护正气和津液,故邪实正虚之证,专立邪正合治一法,即攻补兼施。

36. 完谷不化

【症状释义】 "完谷不化"出自《傅青主女科》:因产后劳倦伤脾,而运转稽迟也,名飧泄;又饮食太过,脾胃受伤,亦然,俗呼水谷痢是也。然产方三日内,块未消化,此脾胃衰弱,参、耆、术未可遽加,且服生化汤加益智、香、砂,少温脾气,俟块消后,加参、耆、术补气,肉果、木香、砂仁、益智温胃,升麻、柴胡清胃气,泽泻、茯苓、陈皮以利水,为上策也。

【常用配伍】 鹿角霜、炒山楂、神曲、炒白扁豆。

【本草索隐】 临床遇此症,可以应用鹿角霜、炒山楂、神曲。本病基本病机为脾虚湿盛,其根责之于脾虚,《本经逢原》有云鹿角霜"治脾胃虚寒,食少便溏,胃反呕吐",再加炒山楂、神曲消食健胃。若首诊服药后疗效不佳,则在原方基础上加用炒白扁豆,以增强健脾祛湿之功。

37. 大便失禁

【症状释义】 由于肛门或神经损伤,导致不能控制粪便和气体排出的现象,又称排便失禁或肛门失禁。对干便、稀便都不能控制者,称完全失禁;能够控制干便,不能控制稀便和气体者,称不完全失禁。排便是复杂而又协调的反射性动作,是在内脏植物神经和大脑中枢神经双重支配下完成的反射活动。直肠下端的切除、神经反射的障碍和肛门括约肌张力的丧失,都可以导致大便失禁。老年人可由于肛门括约肌萎缩而引起肛门失禁。突然受到惊吓时亦可发生暂时性大便失禁。

【常用配伍】 炮姜炭、赤石脂、五倍子、石榴皮、益智仁。

【本草索隐】 临床遇此症,可以应用炮姜炭、赤石脂、五倍子。《诸病源候论·大便病诸候》中记载:"病源大便失禁者,大肠与肛门虚冷滑故也……既虚弱冷滑,气不能温制,故使大便失禁。"表明大便失禁的病因为肛门虚冷不固引起,故以炮姜温中散寒,配伍赤石脂、五倍子涩肠止泻。若首诊服药后疗效不佳,则在原方基础上加用石榴皮、益智仁,以增强温脾暖肾,涩肠止泻之功。

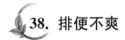

38. 排便不爽

【症状释义】 指排便后仍有便排不尽之感。排便不爽原因较多,如饮食不当、轻度便秘、胃肠功能紊乱、肠炎、肠道息肉或痔疮。

【常用配伍】 厚朴、炒枳壳、薏苡仁、陈皮、白芍、防风。

【本草索隐】 临床遇此症,可以应用厚朴、炒枳壳、薏苡仁。厚朴苦、辛、温,归脾、胃、肺、大肠经,能下气除满。《药性论》云其:"主疗积年冷气,腹内雷鸣,虚吼,宿食不消,除痰饮,去结水,破宿血,消化水谷,止痛。"炒枳壳苦、辛、酸、温,归脾、胃经,能理气宽中,行滞消胀。厚朴、枳壳常相须为用,行气消胀。薏苡仁甘、淡,凉,归脾、胃、肺经,能健脾渗湿,除痹止泻。若首诊服药后疗效不佳,则在原方基础上加用陈皮、白芍、防风,以增强健脾除湿之效。

39. 便秘

【症状释义】 正常人每日排便 1～2 次或 1～2 日排便 1 次,便秘患者每周排便少于 3 次,并且排便费力,粪质硬结、量少。便秘是老年人常见的症状,老年人便秘是指排便次数减少,同时排便困难、粪便干结。约 1/3 的老年人出现便秘,严重影响他们的生活质量。

【常用配伍】 生白术、生地黄、玄参、厚朴、枳实。

【本草索隐】 临床遇此症,可以应用生白术、生地黄、玄参。肠燥失润,气机瘀滞等都会引起便秘,故以生地黄、玄参滋阴润燥,加生白术健脾益气以助运化。若首诊服药后疗效不佳,则在原方基础上加用厚朴、枳实,以增强下气除满之功。如《名医别录》云枳实:"除胸胁痰癖,逐停水,破结实,消胀满,心下急痞痛,逆气……明目。"

40. 便血

【症状释义】 血液从肛门排出,粪便颜色呈鲜红、暗红或柏油样(黑便),均称为便血。便血是一个症状,并非一种疾病。便血多见于下消化道出血,特别是结肠与直肠病变的出血,但亦可见于上消化道出血。便血的颜色取决于消化道出血的部位、出血量与血液在胃肠道停留的时间。便血伴有皮肤、黏膜或其他器官山血现象者,多见丁血液系统疾病及其他全身性疾病,如白血病、弥散性血管内凝血等。

【常用配伍】 白及、地榆炭、仙鹤草。

【本草索隐】 临床遇此症,可以应用白及、地榆炭、仙鹤草。便血总的病因与湿、热、瘀、阴虚、阳虚有关,病位方面涉及脾、胃、肝、肾、大肠、小肠、少阴、厥阴等脏腑、经络。应通过整体观念、辨证审因分析调理全身,据脉症鉴别疾病,《血证论》提出治疗血证"止血、消瘀、宁血、补血"四大原则,予白及、地榆炭、仙鹤草收敛止血,再辨病寒、热、虚、实而确立理法方药。

41. 脓血便

【症状释义】 便中混有脓状物质及血液。原因是肠道有炎症或受外界刺激,如细菌性痢疾、炎症性肠病等均可造成肠道黏膜受损,出现脓血便。

【常用配伍】 秦皮、白及、仙鹤草、葛根、黄连。

【本草索隐】 临床遇此症,可以应用秦皮、白及、仙鹤草。秦皮苦,寒,入肝、胆经,能清热燥湿。《汤液本草》云其:"主热痢下重,下焦虚。"可治热痢。白及苦、甘、涩,微寒,归肺、肝、胃经,可收敛止血。《日华子本草》云:"止惊邪、血邪,痢疾,赤眼,癥结,发背,瘰疬,肠风,痔瘘,刀箭疮扑损,温热疟疾,血痢,汤火疮,生肌止痛,风痹。"仙鹤草苦、涩,平,归心、肝经,能收敛止血,截疟止痢。《滇南本草》:"治妇人月经或前或后……日久赤白血痢。"三者合用清热燥湿,止血止痢。若首诊服药后疗效不佳,则在原方基础上加用葛根、黄连,以增强解表清里,燥湿止泻之功。

42. 肛门灼热

【症状释义】 肛门灼热涉及的原因很多,可能由饮食不当、痔疮、肛裂、肛周炎症等引起。

【常用配伍】 土茯苓、虎杖、黄柏、苦参。

【本草索隐】 临床遇此症,可以应用土茯苓、虎杖、黄柏。肛门灼热多为湿热下注、热毒蕴结或阴虚内热等导致,土茯苓可除湿解毒。《本草再新》云其:"祛湿热,利筋骨。"《贵州民间方药集》云虎杖:"收敛止血,治痔瘘,去风湿。"可祛风,利湿。黄柏清热燥湿之力与黄芩、黄连相似,但以除下焦之湿热为佳,可清热燥湿,解毒疗疮。三者合用清热利湿解毒,解肛门灼热。若首诊服药后疗效不佳,则在原方基础上加用苦参清热燥湿。

43. 肛门气坠

【症状释义】 肛门气坠是发生于直肠、肛门、会阴的一种不适症状。主要表现有局部下坠、胀痛、异物感、便意、蚁行感、烧灼感。严重者有向腰骶、下肢放射的症状。病情迁延日久,常合并精神症状,如焦虑、疑病、失眠,甚至有轻生念头。肛门坠胀既是肛肠科许多疾病的常见症状,也是肛肠病术后常见并发症之一。

【常用配伍】 柴胡、生白芍、枳壳、茯神、陈皮。

【本草索隐】 临床遇此症,可以应用柴胡、生白芍、枳壳。《素问·五脏别论》云:"魄门亦为五脏使。"肛门直肠能发挥正常的生理功能依赖于脾气之升清、肺气之宣肃、肾气之开阖有度、肝气之疏泄有常。故予柴胡升阳止泻。《医学启源》云白芍可"安脾经,治腹痛,收胃气,止泻利,和血,固腠理,泻肝,补脾胃",可以白芍敛阴柔肝,止泻痢。枳壳理气。若首诊服药后疗效不佳,则在原方基础上加用茯神、陈皮,以增强理气健脾之功。

44. 腹胀

【症状释义】 腹胀是一种常见的消化系统症状,而非一种疾病。可以是主观上感觉腹部的一部分或全腹部胀满,通常伴有相关的症状,如呕吐、腹泻、嗳气等;也可以是一种客观上的检查所见,如发现腹部一部分或全腹部膨隆。引起腹胀的原因主要有胃肠道胀气、各种原因所致的腹水、腹腔肿瘤等。

【常用配伍】 枳实、厚朴、陈皮、乌药、大腹皮。

【本草索隐】 临床遇此症,可以应用枳实、厚朴、陈皮。枳实辛行苦泄,行气力强,可行痰湿、消积滞、除痞塞,长于破气散结消。《名医别录》:"除胸胁痰癖,逐停水,破结实,消胀满,心下急痞痛逆气,胁风痛,安胃气,止溏泄,明目。"厚朴苦辛而温,其气芳香,味辛能行气而消胀,味苦能下气以平喘,气香能化湿以散满,性温能散寒而止痛,善除肠胃之气滞,而燥脾家之湿浊。两药配伍辛开苦降温通,从而使气机畅,痞满消,疼痛止,大便通。陈皮理气健脾,燥湿化痰。《名医别录》云其:"下气,止呕。"若首诊服药后疗效不佳,则在原方基础上加用乌药、大腹皮,以增强行气宽中,散寒止痛之力。

45. 腹痛

【症状释义】 指剑突下至耻骨毛际以上的腹部疼痛,或其中某一部位疼痛的症状。多种原因导致脏腑气机不利,经脉气血阻滞,脏腑经络失养,皆可引起腹痛。"脐腹痛""小腹痛""少腹痛""环脐而痛""绕脐痛"等,均属本病范畴。《黄帝内经》已提出寒邪、热邪客于肠胃可引起腹痛,如《素问·举痛论》曰:"寒气客于肠胃之间,膜原之下,血不得散,小络引急,故痛……热气留于小肠,肠中痛,瘅热焦渴,则坚干不得出,故痛而闭不通矣。"并提出腹痛的发生与脾、胃、大小肠等脏腑有关。《金匮要略·腹满寒疝宿食病脉证治》对腹痛的病因病机和症状论述颇详,并提出了虚证和实证的辨证要点,如谓:"病者腹满,按之不痛为虚,痛者为实,可下之。舌黄未下者,下之黄自去。"

【常用配伍】 乌药、白芍、厚朴、枳壳、香附。

【本草索隐】 临床遇此症,可以应用乌药、白芍、厚朴。乌药辛,温,归肺、脾、肾、膀胱经,行气止痛,温肾散寒,治胸腹胁肋闷痛。《本草拾遗》:"主中恶心腹痛,宿食不消。"白芍苦、酸,微寒,归肝、脾经,柔肝止痛,平抑肝阳,养血敛阴。《本经》:"白芍,主邪气腹痛,除血痹,破坚积,治寒热疝瘕,止痛。"厚朴苦、辛,温,归脾、胃、肺、大肠经,燥湿消痰,下气除满。《名医别录》:"温中益气,消痰下气。疗霍乱及腹痛胀满,胃中冷逆及胸中呕不止。"三药合用,行气止痛,温中下气除满。若首诊服药后疗效不佳,则在原方基础上加用枳壳、香附,以增强疏肝健脾,行气止痛之功。《名医别录》云:"破结实,消胀满,安胃气。"

46. 胁痛

【症状释义】 指一侧或两侧胁肋部疼痛,是临床上常见的一种自觉症状。两胁为足厥阴肝经和足少阳胆经的循行部位,肝胆又位于右胁下,故胁痛多与肝胆病有关。

【常用配伍】 桂枝、白芍、红花、陈皮、香附。

【本草索隐】 临床遇此症,可以应用桂枝、白芍、红花。桂枝辛、苦、温,归肺、膀胱经,发汗解表,宣肺平喘,利水消肿。《本草备要》:"温经通脉,发汗解肌。"白芍苦、酸,微寒,归肝、脾经,柔肝止痛,平抑肝阳,养血敛阴。王好古:"理中气,治脾虚中满,心下痞,胁下痛。"红花辛,温,归心、肝经,活血通经,散瘀止痛。三药合用,温通经脉,活血散瘀,柔肝止痛。若首诊服药后疗效不佳,则在原方基础上加用陈皮、香附,以增强行气止痛之功。《滇南本草》:"香附,调血中之气,开郁,宽中,消食,止呕吐。"

47. 善太息

【症状释义】 太息,又名叹息,叹气,指情志抑郁,胸闷不畅时发出的长吁或短叹声的症状。太息之后自觉宽舒,是情志不遂,肝气郁结之象。

【常用配伍】 柴胡、白芍、川芎、陈皮、香附。

【本草索隐】 临床遇此症,可以应用柴胡、白芍、川芎。柴胡和解表里,疏肝解郁。《本草新编》曰:"柴胡,气味俱轻,升而不降,阳中阴也。泻肝胆之邪,去心下痞闷,解痰结,除烦热。"白芍柔肝养血,缓急止痛。川芎活血行气,祛风止痛,昔人谓川芎为血中之气药,殆言其寓辛散、解郁、通达、止痛等功能。若首诊服药后疗效不佳,则在原方基础上加用陈皮、香附,以增强健脾理气,疏肝宽中之效。

48. 急躁易怒

【症状释义】 肝失疏泄,气机郁结,则情志抑郁;久郁不解,失其柔顺舒畅之性,故急躁易怒。

【常用配伍】 柴胡、白芍、香附、川芎、枳壳。

【本草索隐】 临床遇此症,可以应用柴胡、白芍、香附。柴胡功善和解表里,疏肝解郁;白芍养血柔肝,缓急止痛;香附理气疏肝而止痛,三药相合能解肝经之郁滞。若首诊服药后疗效不佳,则在原方基础上加用川芎、枳壳。川芎活血行气以止痛,枳壳理气宽中,行滞消胀。《活人书》:"治痞宜先用桔梗枳壳汤,非用此治心下痞也。"

49. 黄疸

【症状释义】 黄疸是常见的症状与体征,其发生是由于胆红素代谢障碍而引起血清内胆红素浓度升高所致。临床表现为巩膜、黏膜、皮肤及其他组织被染成黄色。因巩膜含有较多的弹性硬蛋白,与胆红素有较强的亲和力,故黄疸患者巩膜黄染常先于黏膜、皮肤而首先被察觉。当血清总胆红素在 $17.1\sim34.2\,\mu mol/L$,而肉眼看不出黄疸时,称隐性黄疸或亚临床黄疸;当血清总胆红素浓度超过 $34.2\,\mu mol/L$ 时,临床上即可发现黄疸,也称为显性黄疸。

【常用配伍】 虎杖、茵陈蒿、金钱草、柴胡、栀子。

【本草索隐】 临床遇此症,可以应用茵陈蒿、金钱草、虎杖。虎杖性味苦、平、微寒,属清热解毒,活血化瘀药,兼能利湿退黄。现代研究表明,虎杖含大黄素、大黄酚,具有抗病毒等功能。配伍退黄圣药茵陈蒿,清热解毒,加强利胆退黄之效;金钱草清热解毒,利尿排石,散瘀消肿,常用于胆囊炎、黄疸型肝炎的治疗。若首诊服药后疗效不佳,则在原方基础上加用柴胡、栀子,以增强疏肝解郁,利湿退黄之效。《本草经疏》:"栀子,清少阴之热,则五内邪气自去,胃中热气亦除。面赤酒疱齄鼻者,肺热之候也,肺主清肃,酒热客之,即见是证,于开窍之所延及于面也,肺得苦寒之气,则酒热自除而面鼻赤色皆退矣。其主赤白癞疮疡者,即诸痛痒疮疡皆属心火之谓。疗目赤热痛,及胸、心、大小肠大热,心中烦闷者,总除心、肺二经之火热也。此药味苦气寒,泻一切有余之火,故能主如上诸证。"

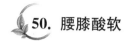

50. 腰膝酸软

【症状释义】 为肝肾亏损证的一种症状。表现为腰部和膝部的酸软无力,同时可伴腰痛发凉、手脚凉、四肢无力、头晕目眩、视物昏花等其他肾虚症状。治疗宜排除泌尿系统、骨骼及其他器质性疾病,采用中医辨证调理方法,予通畅气血,补益肝肾,滋阴壮阳。

【常用配伍】 土鳖虫、骨碎补、牛膝、桑寄生、杜仲。

【本草索隐】 临床遇此症,可以应用土鳖虫、骨碎补、牛膝。土鳖虫破血逐瘀,续筋接骨。骨碎补散瘀止痛,接骨续筋。牛膝逐瘀通经,补肝肾,强筋骨。《神农本草经》:"寒湿痿痹,四肢拘挛,膝痛不可屈伸,逐血气,伤热火烂,堕胎,久服轻身耐老。"三药常用于腰膝酸痛,筋骨无力。若首诊服药后疗效不佳,则在原方基础上加用桑寄生、杜仲增强补肝肾,强筋骨,除风湿,通经络之功。

51. 水肿

【症状释义】 组织间隙过量的体液潴留称为水肿,通常指皮肤及皮下组织液体潴留,体腔内体液增多则称积液。根据分布范围,水肿可表现为局部性或全身性,全身性水肿往往同时有浆膜腔积液,如腹水、胸腔积液和心包腔积液。全身性水肿主要有心源性水肿、肾源性水肿、肝源性水肿、营养不良性水肿、黏液性水肿、特发性水肿、药源性水肿、老年性水肿等。根据水肿的程度可分为轻、中、重度水肿,轻度水肿:仅见于眼睑、眶下软组织,胫骨前、踝部的皮下组织,指压后可见组织轻度凹陷,体重可增加5%左右。中度水肿:全身疏松组织均有可见性水肿,指压后可出现明显的或较深的组织凹陷,平复缓慢。重度水肿:全身组织严重水肿,身体低垂部皮肤紧张发亮,甚至可有液体渗出,有时可伴有胸腔、腹腔、鞘膜腔积液。

【常用配伍】 冬瓜皮、茯苓、泽泻、猪苓。

【本草索隐】 《素问·至真要大论》云:"诸湿肿满,皆属于脾。"临床遇此症,可以应用冬瓜皮、茯苓、泽泻。茯苓归心、肺、脾、肾经,主利水渗湿,健脾宁心。冬瓜皮归脾、小肠经,味甘性凉,主利尿消肿。泽泻主利小便,清湿热。若首诊服药疗效不佳,则在原方基础上加用猪苓,以增强利尿消肿之功。

52. 多尿

【症状释义】 指每日 24 小时排尿多于 2 500 mL。健康人当饮水过多或食用含水较多的食物时,可出现暂时性生理性多尿。持续性多尿属于病理性,治疗重在去除病因,对症处理,慎用药物。

【常用配伍】 黄芪、覆盆子、乌药、桑螵蛸、蜂房。

【本草索隐】 临床遇此症,可以应用黄芪、覆盆子、乌药。《伤寒悬解》云:"中气一败,堤防崩溃,寒水无制。"《医经要义》提到:"脾能制水,所以封藏肾气也。"《杂病广要·水饮》云:"肾为水之官,肾能摄水。"可见多尿与肾、脾、膀胱等关系密切。予黄芪补气以摄水,覆盆子益肾固精缩尿,乌药除膀胱肾间冷气。若首诊服药后疗效不佳,则在原方基础上加用桑螵蛸、蜂房,以增强益肾固精缩尿之功。

53. 小便频数

【症状释义】 小便频数又称尿频,是指小便次数增多,有急迫感而无疼痛的一种病症。

【常用配伍】 乌药、覆盆子、桑螵蛸、益智仁。

【本草索隐】 临床遇此症,可以应用乌药、覆盆子、桑螵蛸。乌药辛,温,归肺、脾、肾、膀胱经,能顺气止痛,温肾散寒,治疗遗尿尿频。《本草纲目》云其:"治中气,脚气,疝气,气厥头痛,肿胀喘息,止小便数及白浊",配伍覆盆子、桑螵蛸益肾固精、缩尿。若首诊服药后疗效不佳,则在原方基础上加用益智仁,以增强温脾暖肾,固气涩精之功。

54. 余溺不尽

【症状释义】 小便余沥不尽,或称尿不尽,是中医肾系疾病的常见症状。可见于多种西医泌尿系统疾病,如尿路感染、前列腺炎、慢性非细菌性前列腺炎等。

【常用配伍】　淡竹叶、车前子、虎杖、乌药、升麻。

【本草索隐】　临床遇此症,可以应用淡竹叶、车前子、虎杖。淡竹叶甘、淡、寒,归心、胃、小肠经,能清热除烦利尿。《本草纲目》:"去烦热,利小便,清心。"车前子甘,微寒,归肝、肾、肺、小肠经,能清热利尿,渗湿通淋。《医学启源》云其:"主小便不通,导小肠中热。"虎杖微苦,微寒,归肝、胆、肺经,能祛风、利湿、疗痛经。《药性论》有云:"治大热烦躁,止渴,利小便,压一切热毒。"三者合用清热利湿利尿,解小便余溺不尽。若首诊服药后疗效不佳,则在原方基础上加用乌药、升麻,以增强温肾散寒,升举阳气之功。

55. 小便失禁

【症状释义】　尿失禁可发生于各年龄段的患者,但老年患者更为常见,致使人们误以为尿失禁是衰老过程中不可避免的自然后果。老年尿失禁即膀胱内的尿液不受控制而自行流出。

【常用配伍】　黄芪、党参、蜂房、鹿角霜、桑螵蛸。

【本草索隐】　临床遇此症,可以应用黄芪、党参、蜂房。《素问·经脉别论》曰:"饮入于胃,游溢精气,上输于脾,脾气精散,上归于肺,通调水道,下输膀胱,水精四布,五经并行。"指出了尿液的正常排泄与肺、脾、肾、膀胱关系密切,治疗以补为本,以收敛固涩为标,予黄芪、党参补中益气,蜂房壮阳补肾。若首诊服药后疗效不佳,则在原方基础上加用鹿角霜、桑螵蛸,以增强益肾固精缩尿之效。

56. 遗尿

【症状释义】　通常指小儿在熟睡时不自主地排尿。一般至 4 岁时仅 20％有遗尿,10 岁时 5％有遗尿,有少数患者遗尿症状持续到成年期。没有明显尿路或神经系统器质性病变者称为原发性遗尿,占 70％～80％。继发于下尿路梗阻、膀胱炎、神经源性膀胱(神经病变引起的排尿功能障碍)等疾患者称为继发性遗尿。患儿除夜间尿床外,日间常有尿频、尿急或排尿困难、尿流细等症状。

【常用配伍】　麻黄、蜂房、益智仁。

【本草索隐】 临床遇此症,可以应用麻黄、蜂房、益智仁。对于遗尿的病因,古代医家大多认为是由于肾与膀胱虚寒,膀胱失约所致,也与肺、脾、心、肝、三焦等部位有关。小儿遗尿病程缠绵日久,其主要病机为膀胱虚寒,三焦气化功能异常,遗尿的病因病机与肾、脾、肺、肝等脏腑功能失调相关。麻黄入肺与膀胱经,其性辛温,能助阳化气,温暖下元,且能宣降肺气,通调水道。现代药理学研究表明蜂房具有雄性激素样作用,可壮阳补肾。益智仁辛,温,入脾、肾经,能温脾、暖肾、固气、涩精。《本草拾遗》云其:"治遗精虚漏,小便余沥,益气安神,补不足,利三焦,调诸气,夜多小便者,取二十四枚碎,入盐同煎服。"三者合用可宣肺通调水道,温补脾肾。

57. 尿急

【症状释义】 尿急是指不能自控排尿或排尿有急迫感,尿意一来,即需排尿;或排尿之后,又有尿意,急需再排,不及时排尿,则会尿湿内裤。主要由于尿道、膀胱、前列腺炎症或异物刺激所致,常伴有尿痛。

【常用配伍】 土茯苓、黄柏、虎杖、牛膝、瞿麦。

【本草索隐】 临床遇此症,可以应用土茯苓、黄柏、虎杖。土茯苓甘、淡、平,归肝、胃经,能除湿、解毒。《滇南本草》云其可:"治五淋白浊。"配伍黄柏、虎杖清热燥湿,诸药合用清热利湿通淋。若首诊服药后疗效不佳,则在原方基础上加用牛膝、瞿麦,以增强利湿通淋,引血下行之功。

58. 少尿

【症状释义】 指 24 小时尿量少于 400 mL 或者每小时尿量少于 17 mL,见于急性肾炎、大失血、抗利尿激素和醛固酮分泌过多、肾动脉被肿瘤压迫、腹泻、呕吐、大汗、心力衰竭和休克等患者。治疗需要针对病因:肾前性给予扩容;肾性给予改善肾循环,去除诱发因素;肾后性给予解除梗阻等治疗。对症治疗:保持电解质平衡、营养支持等治疗。

【常用配伍】 通草、牛膝、桃仁、赤芍、丹参。

【本草索隐】 临床遇此症,可以应用通草、牛膝、桃仁。通草甘、淡、微寒,归肺、胃经,可清热利尿。《本草图经》云其:"利小便,兼解诸药毒。"牛膝活血通经,祛风除湿,利尿通淋,兼引药物下行。桃仁活血行水,标本兼治。若首诊服药后疗效不佳,则在原方基础上加用赤芍、丹参,以增强活血化瘀利水之功。

59. 癃闭

【症状释义】 又称小便不通、尿闭。是以小便量少,点滴而出,甚则闭塞不通为主症的一种病症。病情轻者涓滴不利为癃,重者点滴皆无称为闭。癃闭有虚实之分,实证多因湿热、气结、瘀血阻碍气化运行;虚证多因中气、肾阳亏虚而气化不行。临床多因败精阻塞、阴部手术等,使膀胱气化失司,水道不利,致小便量少、点滴而出,甚至闭塞不通。属肾病和排尿障碍,西医学称为尿潴留。

【常用配伍】 鹿角霜、荔枝核、桃仁、乌药、皂角刺。

【本草索隐】 临床遇此症,可以应用鹿角霜、荔枝核、桃仁。《素问·宣明五气》云:"膀胱不利为癃,不约为遗溺。"《素问·五常政大论》谓:"其病癃闭,邪伤肾也。"癃闭其病因多复杂,多因肾气亏损,膀胱气化乏源,水液停积于膀胱,正气不足或有形之邪积聚引起小便不畅、淋漓不尽,甚或闭阻不通。鹿角霜咸、涩、温,归肝、肾经,可温肾助阳。荔枝核味甘、微苦,性温,归肝、肾经,能温中理气止痛。桃仁苦、甘、平,归心、肝、大肠经,可活血祛瘀。三者合用既治本虚,又治标实。若首诊服药后疗效不佳,则在原方基础上加用乌药、皂角刺,以增强温肾散寒祛瘀之功。

60. 尿道涩痛

【症状释义】 首先要考虑尿道本身的病变所致,其次考虑盆腔或腹腔的病变造成的放射性疼痛。尿道本身的病变最常见的是尿道的感染、结石,可带来较明显的排尿疼痛感。盆腔问题常见的有精索静脉曲张,甚至前列腺炎也会出现尿道的放射性疼痛症状。另外也有部分患者因腹腔病变,比如泌尿系结石、输尿管结石而出现下腹部、盆腔、会阴区,甚至尿道区域的放射性疼痛症状。

【常用配伍】 石韦、金钱草、瞿麦、萹蓄、大黄。

【本草索隐】 临床遇此症,可以应用石韦、金钱草、瞿麦。石韦甘,微寒,归肝、肾经,能利尿通淋。《神农本草经》云其:"主劳热邪气,五癃闭不通,利小便水道。"金钱草甘、咸、微寒,归肝、胆、肾、膀胱经,能清利湿热通淋。瞿麦苦、寒,归心、小肠经,能利水通淋。三者共奏清热利湿通淋之效。若首诊服药后疗效不佳,则在原方基础上加用萹蓄、大黄,以增强利尿通淋,泻热逐瘀之功。

61. 尿血

【症状释义】 正常情况下,尿液中是没有红细胞的。把患者尿液离心沉淀后,用显微镜米检查,如果每个高倍视野中有 5 个以上的红细胞,称为血尿。尿血的病理机转很多,气血虚亏、五脏病变、膀胱结热等均会导致尿血。临床上以心、肝和肾脏发生病变为主,也有比较少见的单独由脾、肺引起的病变。病灶在膀胱,湿热瘀积,肝火下迫使脾脏功能受损,心经火旺,小肠结热,又因气虚无法摄血,使肝肾两亏。

【常用配伍】 花蕊石、蒲黄炭、仙鹤草、白及、地榆炭。

【本草索隐】 临床遇此症,可以应用花蕊石、蒲黄炭、仙鹤草。花蕊石化瘀止血。《本草纲目》云其:"治一切失血伤损,内漏目翳。"蒲黄炭凉血止血消瘀,使血止而不留瘀。仙鹤草收敛止血,截疟止痢。若首诊服药后疗效不佳,则在原方基础上加用白及、地榆炭,以增强凉血止血之效。

62. 头晕

【症状释义】 表现为头昏、头胀、头重脚轻、脑内摇晃、眼花等感觉,是一种常见的脑部功能性障碍症状,也是临床常见症状之一。头晕可由多种原因引起,最常见于发热性疾病、高血压病、脑动脉硬化、颅脑外伤综合征、神经症等。此外,还见于贫血、心律失常、心力衰竭、低血压、药物中毒、尿毒症、哮喘等。抑郁症早期也常有头晕。头晕可单独出现,但常与头痛并发。头晕伴有平衡觉障碍或空间觉定向障碍时,患者感到外周环境或自身旋转、移动或摇晃。偶尔头晕,或体位改变而致头晕不会有太大问题,如果长时间头晕,可能是重病的先兆,应引起重视。

【常用配伍】 天麻、泽泻、半夏、茯苓、葛根。

【本草索隐】 临床遇此症,可以应用天麻、泽泻、半夏。天麻息风止痉,平抑肝阳,祛风通络。《本草汇言》云其:"主头风,头痛,头晕虚旋,癫痫强痉,四肢挛急,语言不顺,一切中风,风痰。"泽泻利水渗湿,泄热,化浊降脂。半夏燥湿化痰,降逆止呕,消痞散结。泽泻与半夏相须为用,可加强通阳化饮之力。若首诊服药后疗效不佳,则在原方基础上加用茯苓、葛根,以增强利水渗湿,升阳宁心之效。

63. 头痛

【症状释义】 指头的某一部位或整个头部疼痛的症状。"头为诸阳之会",手、足三阳经均直接循行于头部,足厥阴肝经亦上行于头,与督脉相交,其他阴经也多间接与头部相联系,故根据头痛的部位,可确定病变在哪一经。

【常用配伍】 牛石决明、川芎、白芷、石楠叶、白蒺藜。

【本草索隐】 临床遇此症,可以应用生石决明、川芎、白芷。石决明咸,寒,归肝经,平肝潜阳,清肝明目,可治疗足厥阴经肝阳亢之巅顶头痛。川芎辛,温,归肝、胆、心包经,活血行气,祛风止痛,可治疗太阳经后头连项痛。《医学启源》:"川芎,补血,治血虚头痛。"白芷辛,温,归肺、胃、大肠经,解表散寒,祛风止痛,通鼻窍,燥湿止带,消肿排脓,可治疗阳明经前额,眉棱骨痛。《本草纲目》:"治鼻渊、齿痛、眉棱骨痛。"三者合用,可治疗三经巅顶、后头、眉棱骨痛。若首诊服药后疗效不佳,则在原方基础上加用石楠叶、白蒺藜,以增强祛风止痛的作用。《现代实用中药》云:"石楠叶,可治女子神经性偏头痛。"

64. 健忘

【症状释义】 健忘是指记忆力差、遇事易忘的症状。多因心脾亏损,年老精气不足,或瘀痰阻痹等所致。常见于神劳、脑萎、头部内伤、中毒等脑系为主的疾病之中。

【常用配伍】 石菖蒲、五味子、灵芝、葛根、丹参。

【本草索隐】 临床遇此症,可以应用石菖蒲、五味子、灵芝。石菖蒲醒神益智,化湿开胃,开窍豁痰。五味子收敛固涩,益气生津,补肾宁心。《名医别录》："养五脏,除热,生阴中肌者,五味子专补肾,兼补五脏,肾藏精,精盛则阴强,收摄则真气归元,而丹田暖,腐熟水谷,蒸糟粕而化精微,则精自生,精生则阴长,故主如上诸疾也。"灵芝补气安神,止咳平喘。若首诊服药后疗效不佳,则在原方基础上加用葛根、丹参,以增强活血化瘀,解肌退热,生津止渴之效。

65. 失眠

【症状释义】　指患者经常不易入睡,或睡而易醒,难以复睡,或时时惊醒,睡不安宁,甚至彻夜不眠的症状。失眠主要是由于机体阴阳平衡失调,阴虚阳盛,阳不入阴,神不守舍所致。

【常用配伍】　茯神、合欢皮、珍珠母、酸枣仁、桃仁。

【本草索隐】　临床遇此症,可以应用茯神、合欢皮、珍珠母。茯神甘、淡、平,归心、脾、肾经,宁心安神。《药性论》："茯神,主惊痫,安神定志,补劳乏。"合欢皮甘,平,归心、肝、肺经,解郁安神,活血消肿。《本经》："主安五脏,和心志,令人欢乐无忧。"珍珠母咸,寒,归肝、心经,平肝潜阳,安神,定惊明目。《饮片新参》："平肝潜阳,安神魂,定惊痫。"三药合用,解肝郁,镇惊安神。若首诊服药后疗效不佳,则在原方基础上加用酸枣仁、桃仁,以增强益肝血,养心安神之功。《本草汇言》："酸枣仁,敛气安神,荣筋养髓,和胃运脾。"

66. 嗜睡

【症状释义】　指患者精神疲倦,睡意很浓,经常不自主地入睡的症状。嗜睡多因机体阴阳平衡失调,阳虚阴盛或痰湿内盛所致。本病的发生,或因外感失于调治,或因起居失宜,引起机体阴阳失调,营卫失和,使卫气独留于阴,不能行于阳经,以致阴盛阳衰,营卫不和,而见多眠;或因情志不遂,大怒伤肝,肝气郁结,气机逆乱,阴阳失和,而出现多寐;或因七情过激,喜则气散,心气不足则昏倒而睡。

【常用配伍】　苍术、炙麻黄、川芎、藿香、羌活。

【本草索隐】　临床遇此症,可以应用苍术、炙麻黄、川芎。苍术辛、苦,温,归脾、胃、肝经,燥湿健脾,祛风散寒,可治疗湿困中焦之倦怠嗜睡。炙麻黄辛、微苦,温,归肺、膀胱经,发汗解表,宣肺平喘,利水消肿。《名医别录》:"麻黄,主五脏邪气缓急,风胁痛,字乳余疾。上好唾,通腠理,解肌。"川芎辛,温,归肝、胆、心包经,活血行气,祛风止痛。三药合用,燥湿健脾,祛风解表,行气活血,缓解痰湿困脾,脾失健运,清阳不升,或正气未复之嗜睡。若首诊服药后疗效不佳,则在原方基础上加用藿香、羌活,以增强祛湿益气之功。《本草正义》:"藿香,清芬微温,善理中州湿浊痰涎,为醒脾快胃,振动清阳妙品。"

67. 自汗

【症状释义】 指醒时经常汗出,活动尤甚的症状。多见于气虚证和阳虚证。因阳气亏虚,不能固护肌表,玄府不密,津液外泄,故见自汗,动则耗伤阳气,故活动后汗出尤甚。《明医指掌·自汗盗汗心汗证》:"夫自汗者,朝夕汗自出也。"朱丹溪对自汗病理属性做了概括,认为自汗属气虚、血虚、阳虚、湿、痰。张景岳认为一般情况下自汗属阳虚。叶天士《临证指南医案》谓:"阳虚自汗,治宜补气以卫外。"

【常用配伍】 黄芪、五倍子、煅牡蛎、仙鹤草、瘪桃干。

【本草索隐】 临床遇此症,可以应用黄芪、五倍子、煅牡蛎。黄芪甘,温,归肺、脾经,健脾补中,升阳举陷,益卫固表,利尿托毒生肌。《本草汇言》:"黄芪,补肺健脾,实卫敛汗,驱风运毒之药也。"五倍子酸、涩,寒,归肺、大肠、肾经,敛肺降火,止咳止汗,涩肠止泻,收敛止血,收湿敛疮。煅牡蛎咸,微寒,归肝、胆、肾经,重镇安神,潜阳补阴,软坚散结。《药性论》:"牡蛎,止盗汗,除风热,止痛。治温疟。又和杜仲服止盗汗。"三药合用,补脾肺之气,益卫固表,敛肺止汗。若首诊服药后疗效不佳,则在原方基础上加用仙鹤草、瘪桃干,以增强收敛止汗之功。《饮片新参》云:"瘪桃干,生津,止汗。治劳咳,养胃除烦。"

68. 盗汗

【症状释义】 指夜间睡后不自觉的汗出,醒则汗止的一种症状。多因阴虚内热,迫汗外泄所致。《素问·脏气法时论》等篇名之"寝汗",多见于虚劳,证属阴虚。《医略六书·汗病》曰:"盗汗属阴虚。"

【常用配伍】 知母、炒黄柏、浮小麦、山茱萸、五味子。

【本草索隐】 临床遇此症，可以应用知母、炒黄柏、浮小麦。知母苦、甘，寒，归肺、胃、肾经，清热泻火，生津润燥。《用药法象》："知母，泻无根之肾火，疗有汗之骨蒸，止虚劳之热，滋化源之阴。"黄柏苦，寒，归肾、膀胱、大肠经，清热燥湿，泻火除蒸，解毒疗疮。知母、黄柏相须使用，滋阴降火，常用于阴虚之发热、盗汗。浮小麦甘，凉，归心经，固表止汗，益气，除热。《本草蒙筌》："敛虚汗。"《本草纲目》："益气除热，止自汗盗汗，骨蒸虚热，妇人劳热。"若首诊服药后疗效不佳，则在原方基础上加用山茱萸、五味子，增强补益肝肾，收敛止汗之功。《本草求原》："山茱萸，止久泻，心虚发热汗出。"《本草通玄》："五味子，固精，敛汗。"

69. 神疲乏力

【症状释义】 指神经和精神的疲乏无力。乏力是临床上最常见的主诉症状之一，属非特异性疲惫感觉，表现为自觉疲劳、肢体软弱无力。生理状态下，乏力在休息或进食后可缓解，而病理性乏力则不能恢复正常。多见于气虚、湿气、肝气郁滞、血亏。

【常用配伍】 黄芪、人参、仙鹤草、淫羊藿、巴戟天。

【本草索隐】 临床遇此症，可以应用黄芪、人参、仙鹤草。黄芪甘，温，归肺、脾经，健脾补中，升阳举陷，益卫固表，利尿托毒生肌。《医学衷中参西录》谓其："能补气，兼能升气，善治胸中大气下陷。"人参甘、微苦，平，归脾、肺、心经，大补元气，补脾益肺，生津，安神益智。《主治秘要》："人参，补元气，止渴，生津液。"仙鹤草苦、涩，平，归心、肝经，收敛止血，截疟，止痢，解毒。现代研究表明，仙鹤草有补虚强壮之功。三者合用，大补元气，补脾益肺，升阳举陷。若首诊服药后疗效不佳，则在原方基础上加用淫羊藿、巴戟天，以增强补虚强壮之功。《本草备要》云："巴戟天，补肾益精，治五劳七伤。"

70. 四肢颤动

【症状释义】 由内伤积损或其他慢性病证致筋脉失荣失控，以头身肢体不自主地摇动、颤抖为主要临床表现的一种病症。古代亦称"颤振"或"振掉"。

老年人发病较多,男性多于女性,多呈进行性加重。

【常用配伍】 生白芍、生牡蛎、川芎、僵蚕。

【本草索隐】 临床遇此症,可以应用生白芍、生牡蛎、川芎。《素问·至真要大论》"诸风掉眩,皆属于肝"。选用生白芍入肝、脾经,主平肝止痛。生牡蛎味咸质重,重镇安神,潜阳补阴。川芎活血行气。若首诊服药后疗效不佳,则在原方基础上加用僵蚕。僵蚕味咸、辛,性平,归肝、肺、胃经,以增强平肝祛风定惊作用。

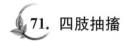

71. 四肢抽搐

【症状释义】 指各种原因引起的四肢不随意抽动。一切四肢不能自主控制的抽搐、牵动,或屈伸不已,均属抽搐的范畴。

【常用配伍】 赤芍、白芍、僵蚕、蝉衣。

【本草索隐】 临床遇此症,可以应用赤芍、白芍、僵蚕。赤芍味苦,微寒,归肝经,主清热凉血,散瘀止痛。白芍酸敛平肝。《本草正义》云:"《本经》芍药,虽未分别赤白,二者各有所主。然寻绎其主治诸病,一为补血养肝脾真阴,而收摄脾气之散乱,肝气之恣横,则白芍也;一为逐血导瘀,破积泄降,则赤芍也。"僵蚕味咸、辛,性平,归肝、肺、胃经,有平肝祛风定惊之效。若首诊服药后疗效不佳,则在原方基础上加用蝉衣,以增强祛风解痉之功。

72. 四肢麻木不仁

【症状释义】 健康人手脚麻木,多由于长时间处于一种姿势或四肢受压后发生,如怀孕、不正确的睡姿、如厕过久均可引发,一般会在短时间内消失,也不伴有其他症状。如长期四肢发麻,则属病理表现,需及时治疗。

【常用配伍】 桃仁、红花、天麻、乌梢蛇、赤芍。

【本草索隐】 临床遇此症,可以应用桃仁、红花、天麻。桃仁味苦、甘,性平,归心、肝、大肠经;红花味辛性温,归心、肝经,二药可共奏活血祛瘀之效。天麻性平味甘,归肝经,主平肝息风止痉。《本草纲目》云:"天麻,乃肝经气分之药……故天麻入厥阴之经而治诸病。"若首诊服药后疗效不佳,则在原方基础上加用乌梢蛇、赤芍,以增强活血定惊之功。

73. 口眼㖞斜

【症状释义】 又称"面瘫""吊线风""歪嘴风"等。其症状为口目歪斜而不能闭合。口眼㖞斜分为单纯的口眼㖞斜及卒中兼证的口眼㖞斜,如《医学纲目·口眼㖞斜》云:"凡半身不遂者,必口眼㖞斜,亦有无半身不遂而㖞斜者。"

【常用配伍】 僵蚕、地龙、川芎、赤芍。

【本草索隐】 临床遇此症,可以应用僵蚕、地龙、川芎。《诸病源候论·风病诸侯》云:"风邪入于足阳明、手阳明之经,遇寒则筋急引颊,故使口㖞僻,言语不正,而目不能平视。"僵蚕味咸性平,息风止痉效甚,地龙具有清热定惊通络之效,川芎不仅能活血行气,还有祛风之效。若首诊服药后疗效不佳,则在原方基础上加用赤芍,以增强活血通络之功。

74. 半身不遂

【症状释义】 偏瘫又称半身不遂,指同一侧上下肢、面肌和舌肌下部的运动障碍,是急性脑血管病的常见症状。轻度偏瘫患者虽然尚能活动,但走起路来,往往上肢屈曲,下肢伸直,瘫痪的下肢走一步划半个圈,这种特殊的走路姿势,称作偏瘫步态。严重者常卧床不起,丧失生活能力。按照偏瘫的程度,可分为轻瘫、不完全性瘫痪和全瘫。轻瘫:表现为肌力减弱,肌力在 4～5 级,一般不影响日常生活,不完全性瘫痪较轻瘫重,范围较大,肌力 2～4 级。全瘫:肌力 0～1 级,瘫痪肢体完全不能活动。应及时就诊,以免延误治疗的最佳时期。

【常用配伍】 黄芪、地龙、鸡血藤、赤芍、桃仁。

【本草索隐】 临床遇此症,可以应用黄芪、地龙、鸡血藤。王清任论半身不遂:"人行坐动转,全伏元气,若元气足则有力,元气衰则无力……若元气一亏,经络自然空虚,有空虚之隙,难免其气向一边归并……无气则不能动,不能动名曰半身不遂,不遂者不遂人用也。"黄芪大补元气,气旺血行;地龙通经搜风剔络;鸡血藤补血活血,以通络脉。若首诊服药后疗效不佳,则在原方基础上加用赤芍、桃仁,以增强活血通络之功。

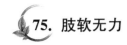

75. 肢软无力

【症状释义】 过度疲劳、精神因素、贫血、内分泌紊乱、电解质异常、全身基础疾病均可引起四肢酸软无力。四肢无力当属"痿病"范畴,《临证指南医案·痿》指出本病为"肝、肾、肺、胃四经之病"。

【常用配伍】 黄芪、党参、仙鹤草、淫羊藿、仙茅。

【本草索隐】 临床遇此症,可以应用黄芪、党参、仙鹤草。黄芪、党参归肺、脾经,主补气健脾,仙鹤草归心、肝经,具有补虚之效。若首诊服药后疗效不佳,则在原方基础上加用淫羊藿、仙茅,以增强补肾填精壮骨之效。

76. 发白

【症状释义】 白发指头发全部或部分变白,白发分老年白发和少白发。

【常用配伍】 当归、制首乌、侧柏叶、熟地黄、生地黄。

【本草索隐】 临床遇此症,可以应用当归、制首乌、侧柏叶。《诸病源候论·白发候》云:"足少阴肾之经也,肾主骨髓,其华在发。若血气盛,则肾气强,则骨髓充满,故发润而黑,若血气虚,则肾气弱,肾气弱则骨髓枯竭,故发变白也。"选用当归养血活血。制首乌归肝、心、肾经,补肝肾,益精血,乌须发。侧柏叶生发乌发。若首诊服药后疗效不佳,则在原方基础上加用熟地黄、生地黄,以增强补肾填精之效。

77. 脱发

【症状释义】 脱发是指头发脱落的现象。正常脱落的头发都是处于退行期及休止期的毛发,由于进入退行期与新进入生长期的毛发不断处于动态平衡,故能维持正常数量的头发。病理性脱发是指头发异常或过度的脱落,其原因很多。

【常用配伍】 补骨脂、骨碎补、川芎、当归、熟地黄。

【本草索隐】 临床遇此症,可以应用补骨脂、骨碎补、川芎。《素问·六节脏象论》云："肾者……其华在发。"毛发的润养来源于血,故发有"血之余"之称。发之营养来源于血,生机根于肾气,所以《素问》云："女子七岁,肾气盛,齿更发长……丈夫八岁肾气实,发长齿更。"补骨脂性温,味辛、苦,归肾、脾经,主温肾之功。骨碎补性温味苦,归肾、肝经,主补益肝肾之功。二药合用常取其补肾之意,川芎养血活血行气。若首诊服药后疗效不佳,则在原方基础上加用当归、熟地黄,以增强滋阴养血之功。

78. 斑秃

【症状释义】 本病是一种非瘢痕性脱发,常发生于有毛发的部位,局部皮肤正常,无自觉症状。

【常用配伍】 川芎、当归、补骨脂、升麻、赤芍。

【本草索隐】 临床遇此症,可以应用川芎、当归、补骨脂。《诸病源候论》云："若气血衰弱,经脉虚竭,不能荣润,故须发秃落。"川芎、当归养血活血以防营阴暗耗,补骨脂补益肝肾。若首诊服药后疗效不佳,则在原方基础上加用升麻、赤芍,以增强升阳活血之功。

79. 口角流涎

【症状释义】 滞颐,又称口角流涎,意为小儿涎唾流出,渍于颐下。多因脾虚湿盛。成人可见于中风口喝导致的涎唾不收。

【常用配伍】 益智仁、茯苓、白术。

【本草索隐】 清代汪蕴谷《杂症会心录·口角流涎》云："凡人夜卧之时,心静神敛,则肾气藏而廉泉穴闭。若老年肾阴亏而气不摄舌下两穴,窍寐皆开,侧卧枕间,口角流涎,液不藏矣。"临床遇此症,可以应用益智仁、茯苓、白术。益智仁入脾、肾经,有温肾暖脾,固摄涩精之功,茯苓健脾渗湿,白术振奋脾阳,三药合用,脾肾同治。

80. 口渴

【症状释义】 以口中干燥,喜饮水浆为主症者,称为口渴。多因阴津亏损,脏腑热甚所致。另外,血虚失濡,水湿、痰饮、瘀血阻滞及脾肾阳气不足,水津不化,津不上承,皆能导致口渴。如《内外伤辨·辨渴与不渴》云:"外感风寒之邪,三日已外,谷消水去,邪气传里,始有渴也。内伤饮食失节,劳役久病者,必不渴,是邪气在血脉中有余故也。初劳役形质,饮食失节,伤之重者,必有渴,以其心火炽上,克于肺金,故渴也。"

【常用配伍】 知母、生石膏、天花粉、黄连、黄芩。

【本草索隐】 临床遇此症,可以应用知母、生石膏、天花粉。知母苦、寒,归肺、胃、肾经,清热泻火,滋阴润燥。生石膏甘、辛,大寒,归肺、胃经,清热泻火,除烦止渴。天花粉甘、微苦、微寒,归肺、胃经,清热泻火,生津止渴。《千金方》有云:"深掘大栝楼根,厚削皮至白处止,切之一寸长短,水浸一日一夜,取出舂碎研之,以绢袋滤之,如出粉法干燥,每日三钱,水煎服,亦可作粉粥,或加入乳酪中食之,治大渴。"三者均为清热生津之要药。若首诊服药后疗效不佳,则在原方基础上加用黄连、黄芩,以增强清热解毒之功。

81. 口黏腻

【症状释义】 口甘即口中有甜味,吃饭、喝水均有味甜的感觉;口黏即口舌黏腻,滞涩不爽,甚则食不知味。因口甘与口黏常相伴发,故一并论述。二者与脾胃运化水湿功能有关,口甘和口黏的出现,往往是脾胃病的外在表现,通过口甘和口黏,能了解胃肠病的内在机制。早在《黄帝内经》就有口甘之论述:"夫五味入口,藏于胃,脾为之行其精气,津气在脾,故令口甘也;此肥美之所发也……治之以兰,除陈气也。"

【常用配伍】 半夏、苍术、藿香、茵陈蒿、佩兰。

【本草索隐】 临床遇此症,可以应用半夏、苍术、藿香。半夏辛、温,有毒,归脾、胃、肺经,能燥湿化痰,降逆止呕,消痞散结。《主治秘要》云:"燥胃湿,化痰,益脾胃气,消肿散结,除胸中痰涎。"苍术味辛、苦,性温,归脾、胃、肝经,能燥湿健脾,祛风散寒,明目。李杲有云:"除湿发汗,健胃安脾,治痿要药。"藿香辛、微温,入肺、脾、胃经,能快气和中,辟秽祛湿。《药品化义》:"藿香,其气芳香,善行胃气,以此调中,治呕吐霍乱,以此快气,除秽恶痞闷。且香能和合五脏,若脾胃不和,用之助胃而进饮食,有醒脾开胃之功。"若首诊服药后疗效不佳,则在原方基础上加用茵陈蒿、佩兰,以增强芳香化湿之功。

82. 口涩

【症状释义】 是口内有干、苦的感觉。口涩为口中津液不足，干燥失润，多伴有口干，但饮水不能缓解，侧重于味觉异常。《医学研悦·病机要旨卷之五》载："口舌者，一身吐纳之都门，脏腑荣养之要道也，故热则口苦……燥则口涩。"

【常用配伍】 黄芩、知母、半夏。

【本草索隐】 临床遇此症，叫以应用黄芩、知母、半夏。《伤寒论纲目·卷十一》载："咽干口燥舌涩，俱为热症，但有微甚耳。"指出口涩可由热盛所致，故用黄芩清热泻火。知母苦，寒，归肺、胃、肾经，可清热泻火，滋阴润燥。《景岳全书·卷之二十六必集》述"脾热则舌涩而胎"，因脾为太阴湿土，其热多挟湿邪，故临证常常表现为舌涩口燥而舌苔厚腻，用半夏燥湿化痰。

83. 口淡

【症状释义】 指口中味觉减退，自觉口内淡而无味，常伴有不思饮食。《景岳全书·杂证谟》云："口淡者未必尽因胃热。盖凡以思虑劳倦，色欲过度者，多有口苦舌燥，饮食无味之证，此其咎不在心脾，则在肝肾。"

【常用配伍】 苍术、炒白术、干姜、茯苓、炒山楂。

【本草索隐】 临床遇此症，可以应用苍术、炒白术、干姜。苍术味辛、苦，性温，归脾、胃、肝经，能燥湿健脾，祛风散寒，明目。《本草备要》有云："燥胃强脾，发汗除湿，能升发胃中阳气，止吐泻，逐痰水，消肿满，辟恶气。"炒白术苦、甘，温，归脾、胃经，能健脾益气，燥湿利水，止汗，安胎。《医学启源》中云炒白术："除湿益燥，和中益气，温中，去脾胃中湿，除胃热，强脾胃，进饮食，和胃，生津液，主肌热，四肢困倦，目不欲开，怠惰嗜卧，不思饮食，止渴，安胎。"干姜味辛，性热，归脾、胃、肾、心、肺经，能温中散寒，回阳通脉，温肺化饮。若首诊服药后疗效不佳，则在原方基础上加用茯苓、炒山楂，以增强健脾消食，利水渗湿之功。

84. 口酸

【症状释义】　口酸是指自觉口中有酸味。中医认为,"肝热则口酸""脾胃气弱,木乘土位而口酸",所以口酸以脾虚肝火偏旺者居多,肝胆之热乘脾,导致胃火上炎,胃气上逆,可见恶心、呕吐酸苦黄水、胸闷胁痛、食后腹胀、舌苔薄黄、脉弦等症状。《黄帝内经》病机十九条:"诸呕吐酸,暴注下迫,皆属于热。胃统六腑,六腑以通为用,胃气以降为顺,今热邪与宿食互结,壅积在胃,胃气不降而反上逆,遂致呕吐,吐酸。"

【常用配伍】　煅瓦楞、海螵蛸、半夏、茯苓、干姜。

【本草索隐】　临床遇此症,可以应用煅瓦楞、海螵蛸、半夏。煅瓦楞咸、平,归肺、胃、肝经,消痰化瘀,软坚散结,制酸止痛。《山东中草药手册》:"制酸止痛,治溃疡病。"海螵蛸咸、涩、温,归脾、肾经,能收敛止血,涩精止带,制酸敛疮。《现代实用中药》有云:"为制酸药,对胃酸过多、胃溃疡有效。"现代研究发现,二者均含大量的碳酸盐,能中和胃酸,故有制酸止痛的功效。半夏辛、温,有毒,归脾、胃、肺经,能燥湿化痰,降逆止呕,消痞散结,故能治口酸。《药性论》有云:"消痰涎,开胃健脾,止呕吐,去胸中痰满,下肺气,主咳结。"若首诊服药后疗效不佳,则在原方基础上加用茯苓、干姜,以增强健脾渗湿之功。

 85. 口咸

【症状释义】　口咸是指自觉口内有咸味的感觉,有时伴有咸味痰涎吐出。《医学正传·口病》:"肾热则口咸。"《张氏医通》卷七:"口咸,肾液上乘也。六味地黄丸,加五味乌贼骨。"《奇效良方·口舌门》:"五脏之气偏,由是诸疾生焉。且咸则为寒。"由此可见口咸亦有肾虚寒与肾实热之分,二者均由肾液上泛所致。

【常用配伍】　肉苁蓉、苍术、土茯苓、丹参、益母草。

【本草索隐】　临床遇此症,可以应用肉苁蓉、苍术、土茯苓。《素问·至真要大论》曰:"夫五味入胃,各归所喜,攻酸先入肝,苦先入心,甘先入脾,辛先入肺,咸先入肾,久而增气,物化之常也。"指出治疗当以咸味治之,以增肾气。根据药物的四气五味理论,咸味入肾,多数补肾之品其味多咸,故以咸味代称补肾方药。肉苁蓉甘、咸、温,归肾、大肠经,能补肾阳,益精血,润肠通便。《血论证·舌》曰:"口咸是脾虚,润下作咸,脾不化水,故咸也。"加用苍术、土茯苓燥湿健脾。若首诊服药后疗效不佳,则在原方基础上加用丹参、益母草,以增强活血化瘀之功。

86. 口甜

【症状释义】 口甜亦称"口甘",指口中自觉有甜味。最早见于《黄帝内经》。多属脾胃湿热,可见于平素嗜食甘肥厚味的消渴患者。《素问·奇病论》云:"夫五味入口,藏于胃,脾为之行其精气,津液在脾,故令人口甘也。此肥美之所发也,此人必数食甘美而多肥也……转为消渴。"

【常用配伍】 黄连、黄芩、苍术。

【本草索隐】 临床遇此症,可以应用黄连、黄芩、苍术。《三消论》有云:"燥热太甚,而三焦肠胃之腠理,怫郁结滞,致密壅塞,而水液不能泄,浸润于外,荣养百骸,故肠胃之外,燥热太甚,虽复多饮于中,终不能浸润于外,故渴不止。"可见燥热太甚,水液不能浸润于外是消渴病的病机,故以黄连、黄芩清热燥湿,泻火解毒,苍术燥湿健脾,共奏清热燥湿之功。

87. 口苦

【症状释义】 口苦,包括有人为(如食苦味之物)、情绪变化、脏腑不协调造成的口苦之别。例如肝胆失调易出现口苦,肝位于腹腔,横膈之下,右肋之内。肝的主要生理功能是主疏泄和主藏血。《临证指南医案·肝风》有肝"体阴而用阳"之说。肝的生理特性是主升主动,喜条达而恶抑郁,故称之为"刚脏"。《素问·灵兰秘典论》说:"肝者,将军之官,谋虑出焉。"病理性口苦可从肝论治。

【常用配伍】 黄连、柴胡、半夏、黄芩、干姜。

【本草索隐】 临床遇此症,可以应用黄连、柴胡、半夏。黄连苦,寒,归心、脾、胃、肝、胆、大肠经,能清热燥湿,泻火解毒,肝火旺盛易致口苦,黄连苦寒,泻火。柴胡苦,微寒,归肝、胆经,能和解表里、疏肝、升阳。《本草纲目》云其可："平肝、胆、三焦、包络相火。"半夏辛、温，有毒，归脾、胃、肺经，能燥湿化痰，降逆止呕，消痞散结，以助黄连、柴胡疏肝泻火。若首诊服药后疗效不佳，则在原方基础上加用黄芩、干姜，以增强清热泻火之功。

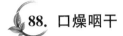

88. 口燥咽干

【症状释义】　口燥咽干的病因病机比较复杂，可涉及五脏六腑，实热、湿热、痰饮、瘀血、外感六淫、内伤七情均可导致其发生。

【常用配伍】　南沙参、麦冬、黄芩、射干、天花粉。

【本草索隐】　临床遇此症，可以应用南沙参、麦冬、黄芩。沙参养阴清肺，化痰止咳，益胃生津。《本草从新》："专补肺阴，清肺火，治久咳肺痿。"麦冬养阴生津，润肺止咳。黄芩清上焦之热。首诊服药后疗效不佳，则在原方基础上加用射干、天花粉，以增强清热解毒，消痰利咽，生津止渴之力。《本草汇言》："天花粉，退五脏郁热，如心火盛而舌干口燥，肺火盛而咽肿喉痹，脾火盛而口舌齿肿，痰火盛而咳嗽不宁。若肝火之胁胀走注，肾火之骨蒸烦热，或痈疽已溃未溃，而热毒不散，或五疸身目俱黄，而小水若淋若涩，是皆火热郁结所致，惟此剂能开郁结，降痰火，并能治之。又其性甘寒，善能治渴，从补药而治虚渴，从凉药而治火渴，从气药而治郁渴，从血药而治烦渴，乃治渴之要药也。"

89. 项强

【症状释义】　指头部后项的肌肉筋脉牵引不舒的症状。一般是由于外感风寒，寒邪侵入太阳经络，经气不舒所致。项强常与头痛并见，是太阳病的主症之一。项强一名出自《素问·至真要大论》。《伤寒论·辨太阳病脉证并治》称之为项背痛。针灸治疗首见于《素问·骨空论》："大风，颈项痛，刺风府。""失枕在肩上横骨间，折使榆臂，齐肘正，灸脊中。"

【常用配伍】　葛根、桂枝、生白芍、川芎、威灵仙。

【本草索隐】　临床遇此症，可以应用葛根、桂枝、生白芍。葛根味甘、辛，有解肌退热，透疹，生津止渴，升阳止泻之效。《本草经疏》："葛根，解散阳明温病热邪主要药也，故主消渴，身大热，热壅胸膈作呕吐。发散而升，风药之性也,故主诸痹。""伤寒头痛兼项强腰脊痛,及遍身骨疼者,足太阳也,邪犹未入阳明,故无渴证,不宜服。"桂枝发汗解肌,温通经脉。生白芍祛风除湿,解毒镇痉。若首诊服药后疗效不佳,则在原方基础上加用川芎、威灵仙。川芎辛温香燥,走而不守,既能行散,上行可达巅顶,又入血分,下行可达血海;其活血祛瘀作用广泛,适宜瘀血阻滞各种病症,可治头风头痛、风湿痹痛等症。威灵仙祛风湿,通经络,用于风湿痹痛,肢体麻木,筋脉拘挛,屈伸不利。

90. 突眼

【症状释义】 眼眶炎症、水肿、肿瘤或外伤、海绵窦血栓形成或眼球增大(如先天性青光眼和单侧眼高度近视)皆可引起一侧或双侧眼球突出。

【常用配伍】 夏枯草、炒决明子、菊花、蔓荆子。

【本草索隐】 临床遇此症,可以应用夏枯草、炒决明子、菊花。《世医得效方》云:"轮硬而不能转侧,此为鹘眼凝睛。"肝主气机、主疏泄、主条达,开窍于目,故突眼与肝密不可分。夏枯草归肝、胆经,主清火明目,散结消肿。炒决明子归肝、大肠经,主清热明目。菊花亦有平肝明目之功。若首诊服药后疗效不佳,则在原方基础上加用蔓荆子,以增强清利头目之效。

91. 肥胖

【症状释义】 指由于食物摄入过多或机体代谢的改变而导致体内脂肪积聚过多造成体重过度增长并引起人体病理、生理改变。评定标准:肥胖度＝(实际体重－标准体重)÷标准体重×100%。减肥方法有:灌肠减肥法、渗透压减肥法、桑拿减肥法、奶粉减肥法、跳绳减肥法、普洱茶减肥法等。

【常用配伍】 泽泻、茵陈蒿、山茱萸、薏苡仁、荷叶。

【本草索隐】 临床遇此症,可以应用泽泻、茵陈蒿、山茱萸。泽泻利水渗湿,泄热,化浊降脂。《药品化义》:"除湿热,通淋浊,分消痞满,透三焦蓄热停水,此为利水第一良品。"茵陈蒿清利湿热,利胆退黄。山茱萸其味酸涩,具有滋补,健胃,利尿,补肝肾,益气血等功效。若首诊服药后疗效不佳,则在原方基础上加用薏苡仁、荷叶,以增强健脾祛湿,消痰化脂之效。

92. 消瘦

【症状释义】　是指人体因疾病或某些因素而致体重下降。低于标准体重的 10% 以上时，即称为消瘦。这里所指的消瘦一般都是短期内呈进行性的，有体重下降前后测量的体重数值对照，且有明显的衣服变宽松，腰带变松，鞋子变大以及皮下脂肪减少，肌肉瘦弱，皮肤松弛，骨骼突出等伴随症状。至于脱水与水肿消退后的体重下降，不能称为消瘦。

【常用配伍】　生麦芽、淫羊藿、金樱子。

【本草索隐】　临床遇此症，可以应用生麦芽、淫羊藿、金樱子。生麦芽健脾和胃，疏肝行气，为脾虚食少之要药。淫羊藿性温、味甘，归肾经、肝经，补肾壮阳，祛风除湿。金樱子固精缩尿，固崩止带，涩肠止泻。《本草经疏》："十剂云，涩可去脱，脾虚滑泄不禁，非涩剂无以固之。膀胱虚寒则小便不禁，肾与膀胱为表里，肾虚则精滑，时从小便出，此药气温味酸涩，入三经而收敛虚脱之气，故能主诸证也。"

二、骨伤科常见症状

1. 腰痛

【症状释义】　腰痛是指腰部感受外邪，或因劳伤，或由肾虚而引起气血运行失调，脉络绌急，腰府失养所致的以腰部一侧或两侧疼痛为主要症状的一类病症。《素问·脉要精微论》指出："腰者，肾之府，转摇不能，肾将惫矣。"说明了肾虚腰痛的特点。《证治汇补·腰痛》指出："唯补肾为先，而后随邪之所见者以施治，标急则治标，本急则治本，初痛宜疏邪滞，理经隧，久痛宜补真元，养血气。"这种分清标本先后缓急的治疗原则，对临床很有意义。

【常用配伍】　土鳖虫、骨碎补、白芍、赤芍、鸡血藤。

【本草索隐】　临床遇此症，可以应用土鳖虫、骨碎补、白芍。土鳖虫咸、寒，有小毒，归肝经，破血逐瘀，续筋接骨，为伤科常用药。骨碎补苦、温，归肾、肝经，补肾强骨，活血续伤。《本草述》："骨碎补，治腰痛行痹，中风鹤膝风挛气证。"白芍苦、酸、微寒,归肝、脾经,柔肝止痛,平抑肝阳,养血敛阴。三药合用,活血养血,消肿止痛,温补肾阳,续筋接骨。若首诊服药后疗效不佳,则在原方基础上加用赤芍、鸡血藤,以增强补血活血散瘀之功。《本草经集注》云:"芍药赤者小利,俗方以止痛,乃不减当归。"

2. 四肢关节痛

【症状释义】 指四肢的肌肉、筋脉和关节等部位疼痛的症状。多是由于机体内正气不足,感受风、寒、湿、热之邪,闭阻经络,气血运行不畅所致,以四肢的关节、筋骨、肌肉发生酸痛、麻木、重着、屈伸不利,甚至关节肿大灼热为主要临床表现。属于中医学"痹证"范畴,相当于西医学风湿、类风湿关节炎。

【常用配伍】 威灵仙、防风、桂枝、赤芍、白芍。

【本草索隐】 临床遇此症,可以应用威灵仙、防风、桂枝。威灵仙辛、咸、温,归膀胱经,祛除风湿,通络止痛,治骨鲠。《药品化义》:"灵仙,其猛急,善走而不守,宣通十二经络。主治风、湿、痰壅滞经络中,致成痛风走注,骨节疼痛,或肿,或麻木。"防风辛、甘、温,归膀胱、肝、脾经,解表祛风,胜湿止痛,止痉。《长沙药解》:"防风,行经络,逐湿淫,通关节,止疼痛,舒筋脉,伸急挛,活肢节,起瘫痪。"桂枝辛、甘、温,归心、肺、膀胱经,发汗解肌,温通经脉,助阳化气。《本草经疏》:"实表祛邪。主利肝肺气,头痛,风痹骨节挛痛。"三药合用,祛风散寒,通利关节,止痹痛。若首诊服药后疗效不佳,则在原方基础上加用赤芍、白芍,以增强散瘀止痛,养血通脉之功。《景岳全书·痉证》说:"凡属阴虚血少之辈,不能养营筋脉,以致搐挛僵仆者,皆是此证。"

3. 关节屈伸不利

【症状释义】 关节僵硬屈伸不利的原因比较多,如腱鞘炎、骨关节炎,也有可能是类风湿疾病、痛风所致。

【常用配伍】 威灵仙、骨碎补、鸡血藤、土鳖虫。

【本草索隐】 临床遇此症,可以应用威灵仙、骨碎补、鸡血藤。威灵仙味辛、咸,性温,主祛风除湿,通络止痛。正如《本草正义》云:"威灵仙,以走窜消克为能事,积湿停痰,血凝气滞,诸实宜之。味有微辛,故亦谓祛风,然惟风寒湿三气之留凝隧络,关节不利诸病,尚为合宜。"骨碎补归肝、肾经,主补肾强骨止痛。鸡血藤补血活血,以通络脉。若首诊服药后疗效不佳,则在原方基础上加用土鳖虫,以增强通经活络之效。

三、五官科常见症状

1. 鼻衄

【症状释义】 鼻衄是临床常见的症状之一,俗称鼻出血。可由鼻部疾病引起,也可由全身疾病所致。鼻出血多为单侧,少数情况下可出现双侧鼻出血。出血量多少不一,轻者仅为涕中带血,重者可引起失血性休克,反复鼻出血可导致贫血。

【常用配伍】 白茅根、蒲黄炭、枸杞子、大蓟、小蓟。

【本草索隐】 临床遇此症,可以应用白茅根、蒲黄炭、枸杞子。白茅根凉血止血,清热利尿。《本草纲目》:"止吐衄诸血,伤寒哕逆,肺热喘急,水肿黄疸,解酒毒。"蒲黄炭行血消瘀,止血。由阴虚火旺引起的鼻衄可使用枸杞子养阴润燥,滋补肝肾。若首诊服药后疗效不佳,则在原方基础上加用大蓟、小蓟,以增强凉血止血,祛瘀消肿。

2. 鼻鸣

【症状释义】 指鼻中鸣响。

【常用配伍】 辛夷、白芷、细辛、黄芩、苍耳子。

【本草索隐】 临床遇此症,可以应用辛夷、白芷、细辛。辛夷发散风寒,通鼻窍。《本草纲目》:"肺开窍于鼻,而阳明胃脉环鼻而上行,脑为元神之府,鼻为命门之窍;人之中气不足,清阳不升,则头为之倾,九窍为之不利。辛夷之辛温走气而入肺,能助胃中清阳上行通于天,所以能温中治头面目鼻之病。"白芷归肺、脾、胃经,解表散寒,祛风止痛,通鼻窍。《本草求真》:"白芷,气温力厚,通窍行表,为足阳明经祛风散湿主药。故能治阳明一切头面诸疾。"细辛解表散寒,祛风止痛,通窍,温肺化饮。《本草经百种录》:"细辛,以气为治也。凡药香者,皆能疏散风邪,细辛气盛而味烈,其疏散之力更大。且风必挟寒以来,而又本热而标寒,细辛性温,又能驱逐寒气,故其疏散上下之风邪,能无微不入,无处不到也。"三药均有祛风散邪,通窍止痛之功效。若首诊服药后疗效不佳,则在原方基础上加用黄芩、苍耳子,以增强清热解毒,散风除湿,通窍止痛之力。

3. 口气

【症状释义】 指从口腔或其他充满空气的空腔中,如鼻、鼻窦、咽所散发出的臭气。《梦溪笔谈·药议》:"《日华子》云:'鸡舌香,治口气。'所以三省故事:郎官日含鸡舌香,欲其奏事对答,其气芬芳。此正谓丁香治口气。"常由脾胃功能失常、口腔局部疾病及进食某些药物或大蒜、洋葱等刺激性食物引起。

【常用配伍】 藿香、佩兰、苍术、半夏。

【本草索隐】 临床遇此症,可以应用藿香、佩兰、苍术。藿香始载于《名医别录》。《本草图经》云:"藿香,岭南郡多有之,人家亦多种植,二月生苗,茎梗甚密,作丛,叶似桑而小薄。"《本草经疏》谓佩兰:"肺主气,肺气郁结,则上窍闭而下窍不通,胃主纳水谷,胃气郁滞,则水谷不以时化而为痰癖,兰草辛平能散结滞,芬芳能除秽恶,则上来诸症自疗,大多开胃除恶,清肺消痰,散郁结之圣药也。"二药气味芳香,醒脾化湿。尤善治疗湿浊之气郁结脾胃,导致的陈腐瘀积。配伍使用能够振奋脾胃之气,从而起到除湿的作用。苍术燥湿健脾。《本草从新》曰:"燥胃强脾,发汗除湿,能升发胃中阳气,止吐泻,逐痰水。"若首诊服药后疗效不佳,则在原方基础上加用半夏,以增强燥湿化痰,降逆散结之效。

4. 口疮

【症状释义】 口腔溃疡俗称"口疮",是一种常见的发生于口腔黏膜的溃疡性损伤病症,多见于唇内侧、舌头、舌腹、颊黏膜、前庭沟、软腭等部位,这些部位的黏膜缺乏角质化层或角化较差。舌头溃疡指发生于舌头、舌腹部位的口腔溃疡,发作时疼痛剧烈,局部灼痛明显,严重者还会影响饮食、说话,对日常生活造成极大不便,可并发口臭、慢性咽炎、便秘、头痛、头晕、恶心、乏力、烦躁、发热、淋巴结肿大等全身症状。

【常用配伍】 淡竹叶、黄柏、砂仁、土茯苓、细辛。

【本草索隐】 临床遇此症,可以应用淡竹叶、黄柏、砂仁。淡竹叶性寒,味甘、淡,归心、胃、小肠经,清热泻火,除烦止渴,利尿通淋。黄柏味苦入心,禀天冬寒水之气而入肾,色黄而入脾。砂仁辛温,能纳五脏之气而归肾。砂仁、黄柏取"封髓丹"之意,诚如郑寿全所言"此方不可轻视,能治一切虚火上冲牙疼、咳嗽,喘促,面肿,喉痹,耳肿,目赤,鼻塞,遗尿,滑精诸证,屡获其效,至平至常,至神至妙"。若首诊服药后疗效不佳,则在原方基础上加用土茯苓、细辛,以增强清利湿热止痛之效。

5. 口糜

【症状释义】 多因湿热内蕴,上蒸口腔所致,以口腔肌膜糜烂成片,口气臭秽等为主要表现的疮疡类疾病。口腔白色念珠菌病可参考本病辨证论治。发生于小儿者,以 1 岁内婴儿或不满月婴儿多见,又称鹅口疮、燕口疮、白口疮、雪口。发生于成人者,往往继发于伤寒、大面积烧伤或烫伤、泻泄、糖尿病、原发性免疫缺陷,以及长期大量使用抗生素的患者。

【常用配伍】 土茯苓、牛膝、苍术、砂仁、黄柏。

【本草索隐】 临床遇此症,可以应用土茯苓、牛膝、苍术。土茯苓归肝、胃经,主除湿解毒。《本草正义》云:"土茯苓,利湿去热,能入络,搜剔湿热之蕴毒。"牛膝其性平,味苦、甘、酸,归肝、肾经,功效补肝肾,强筋骨,逐瘀通经,利尿通淋,引血下行。苍术燥湿健脾。三药合用,取土茯苓、苍术燥湿之意,取牛膝下行之势以引热,可用于上焦热证。若首诊服药后疗效不佳,则在原方基础上加用砂仁、黄柏,以增强清热化湿之效。

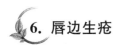

6. 唇边生疮

【症状释义】 唇边生疮多由肝火上炎引起。

【常用配伍】 蝉蜕、地肤子、白蒺藜、生地黄、僵蚕。

【本草索隐】 临床遇此症,可以应用蝉蜕、地肤子、白蒺藜。蝉蜕归肺、肝经,主散风除热,利咽,透疹,退翳,解痉。地肤子归肾、膀胱经,主清热利湿,祛风止痒。《名医别录》云:"去皮肤中热气,散恶疮,疝瘕,强阴,使人润泽。"白蒺藜平肝疏肝,祛风明目。若首诊服药后疗效不佳,则在原方基础上加用生地黄、僵蚕,以增强养阴疏风清热之效。

7. 牙痛

【症状释义】 牙痛是指牙齿因各种原因引起的疼痛,为口腔疾患中常见的症状之一。《黄帝内经》云:"肾者主骨,齿为骨之余。"肾与牙齿有着密切的关系。西医可见于龋齿、牙髓炎、根尖周炎、牙外伤、牙本质过敏、楔状缺损等。

【常用配伍】 细辛、川芎、白芷、甘松、生石膏。

【本草索隐】 临床遇此症,可以应用细辛、川芎、白芷。细辛辛,温,有小毒,归心、肺、肾经,解表散寒,祛风止痛,通窍,温肺化饮。川芎辛,温,归肝、胆、心包经,活血行气,祛风止痛。川芎辛温升散,能"上行头目",祛风通络止痛。白芷辛,温,归肺、胃、大肠经,解表散寒,祛风止痛,通鼻窍,燥湿止带,消肿排脓。三药合用,共奏祛风止痛之功。若首诊服药后疗效不佳,则在原方基础上加用甘松、生石膏,以增强清泻胃火的作用。甘松,外治牙痛,漱口用。《本草拾遗》:"甘松,主熏皮黜黯,风疳齿匿,野鸡痔。"

8. 舌痛

【症状释义】 指舌有灼痛,或辣痛,或麻痛,或涩痛等感觉的现象。疼痛的部位可在舌尖、舌边、舌心、舌根或全舌等不同部位。

【常用配伍】 细辛、干姜、川芎、丹参、白芍。

【本草索隐】 临床遇此症,可以应用细辛、干姜、川芎。细辛味辛,性温,有小毒,归心、肺、肾经,解表散寒,祛风止痛,通窍,温肺化饮。《本草纲目》:"细辛,治口舌生疮。"干姜辛,热,归脾、胃、肾、心、肺经,温中散寒,回阳通脉,燥湿消痰。川芎辛,温,归肝、胆、心包经,活血行气,祛风止痛。三药合用,祛风散寒,活血止痛。若首诊服药后疗效不佳,则在原方基础上加用丹参、白芍,以增强活血止痛之功。《云南中草药选》云:"丹参,活血散瘀,镇静止痛。"

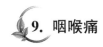

9. 咽喉痛

【症状释义】　又称喉痹,是指以咽部红肿疼痛,或干燥、异物感,或咽痒不适,吞咽不利等为主要临床表现的疾病。《素问·阴阳别论》:"一阴一阳结,谓之喉痹。"其含义较广,大抵包含了具有咽喉部红肿疼痛为特点的多种咽喉部急、慢性炎症。《喉科心法》:"凡红肿无形为痹,有形是蛾。"

【常用配伍】　射干、黄芩、金银花、半夏、玄参。

【本草索隐】　临床遇此症,可以应用射干、黄芩、金银花。射干苦,寒,归肺经,清热解毒,消痰,利咽。《滇南本草》:"治咽喉肿痛,咽闭喉风,乳蛾,疟腮红肿,牙根肿烂,攻散疮痈一切热毒等症。"黄芩苦,寒,归肺、胆、脾、胃、大肠、小肠经,清热燥湿,泻火解毒,止血,安胎。《本草正》:"枯者清上焦之火,消痰利气,定喘嗽,止失血,退往来寒热,风热湿热,头痛,解瘟疫,清咽。"金银花甘,寒,归肺、心、胃经,清热解毒,疏散风热。三药合用,清热解毒,消痰利咽。若首诊服药后疗效不佳,则在原方基础上加用半夏、玄参,以增强燥湿化痰,滋阴泻火利咽之功。《本草品汇精要》:"玄参,消咽喉之肿,泻无根之火。"

10. 目眩

【症状释义】　亦称眼花,指患者自觉视物旋转动荡,如坐舟车,或眼前如有蚊蝇飞动的症状。由肝阳上亢、肝火上炎、肝阳化风及痰湿上蒙清窍所致者,多属实证,或本虚标实证。由气虚、血亏、阴精不足,目失所养引起者,多属虚证。《诸病源候论·目眩候》:"目者五脏六腑之精华,宗脉之所聚也。筋骨血气之精,与脉并为目系,系上属于脑。若府藏虚,风邪乘虚随目系入于脑,则令脑转而目系急,则目眴而眩也。"

【常用配伍】　泽泻、天麻、半夏、炒白术、茯苓。

【本草索隐】　临床遇此症,可以应用泽泻、天麻、半夏。泽泻甘,寒,归肾、膀胱经,利水消肿,渗湿泄热。《本草纲目》:"泽泻,气平,味甘而淡,淡能渗泄,气味俱薄,所以利水而泄下。脾胃有湿热,则头重而目昏耳鸣,泽泻渗去其湿,则热亦随去,而土气得令,消气上行,天气明爽,故泽泻有养五脏,益气力,治头旋,聪明耳目之功。"天麻甘,平,归肝经,息风止痉,平抑肝阳,祛风通络。张元素："治风虚眩晕头痛。"半夏辛，温，有毒，归脾、胃、肺经，燥湿化痰，降逆止呕，消痞散结。三药合用，息肝风，平肝阳，燥湿化痰，为治疗眩晕之要药，不论虚实，及风痰上扰，皆可应用。若首诊服药后疗效不佳，则在原方基础上加用炒白术、茯苓，以增强健脾益气，平肝止眩之功。《名医别录》："白术，主大风在身面，风眩头痛，目泪出。"

11. 目痛

【症状释义】 指患者自觉单目或双目疼痛的症状。一般痛剧者，多属实证；痛微者，多属虚证。《证治准绳·杂病》认为："目痛有二，一谓目眦白眼痛，一谓目珠黑眼痛。盖目眦白眼疼属阳，故昼则疼甚，点苦寒药则效。《经》所谓白眼赤脉法于阳故也。目珠黑眼疼属阴，故夜则疼甚，点苦寒则反剧。《经》所谓瞳子黑眼法于阴故也。"

【常用配伍】 蔓荆子、川芎、白芷、柴胡、白蒺藜。

【本草索隐】 临床遇此症，可以应用蔓荆子、川芎、白芷。蔓荆子性微寒，味辛、苦，归肝经、胃经、膀胱经，疏散风热，清利头目。《神农本草经》："主明目，坚齿，利九窍。"川芎辛，温，归肝、胆、心包经，活血行气，祛风止痛。《名医别录》："川芎，除脑中冷动，面上游风去来，目泪出，多涕唾。"白芷辛，温，归胃、大肠、肺经，散风除湿，通窍止痛，消肿排脓。《药性论》："白芷，明目，止泪出。"三药合用，共奏清利头目，通窍止痛之功。若首诊服药后疗效不佳，则在原方基础上加用柴胡、白蒺藜，以增强解表祛风，明目止痒的作用。《中国药典》云："蒺藜，活血祛风，明目，止痒。"

12. 胞睑下垂

【症状释义】 通常指上眼睑下垂，表现为上眼睑部分或完全不能抬起，致上眼睑下缘遮盖角膜上缘过多，从而使病眼的眼裂显得较正常眼裂小。

【常用配伍】 黄芪、柴胡、升麻、羌活、葛根。

【本草索隐】 脾主肌肉，脾阳不升，睑肌无力，故上胞下垂。临床遇此症，可以应用黄芪、柴胡、升麻。黄芪补气升阳，柴胡升举阳气，如《医学启源》云："柴胡，少阳经引药也……引胃气上升，发表散热。"升麻升举脾阳。黄芪与升麻、柴胡配伍,寒热并用,补泻共施。升清阳而降阴火,顺应脏腑升降之势,升发阳气,而使脾气周流运转周身。若首诊服药后疗效不佳,则在原方基础上加用羌活、葛根,以增加升阳之效。

13. 迎风流泪

【症状释义】 迎风流泪以冬春季节最为常见,单眼或双眼为患,平时流泪较频,泪液清稀或稠黏,常随气候变化或外出迎风而加重,西医学称为"泪溢症"。中医认为,迎风流泪多由于肝肾虚弱,或气血不足,不能固摄泪液;以及肝火炽盛,外受风邪侵袭而引起,目为肝窍,泪为肝液,肝肾同源,故迎风流泪,多与肝、肾两经有关。

【常用配伍】 菊花、枸杞子、决明子、山茱萸、丹皮、石斛。

【本草索隐】 临床遇此症,可以应用菊花、枸杞子、决明子。菊花辛、甘、苦,微寒,归肺、肝经,疏散风热,平抑肝阳,清肝明目,清热解毒。《本经》:"主诸风头眩,肿痛,目欲脱,泪出。"枸杞子甘,平,归肝、肾经,滋补肝肾,益精明目。《本草纲目》:"滋肾,润肺,明目。"决明子甘、苦、咸,微寒,归肝、大肠经,清热明目,润肠通便。《神农本草经》记载:"决明子,治青盲,目淫,肤赤,白膜,眼赤痛泪出。"三药合用,清肝明目而治肝热目赤肿痛、羞明多泪。若首诊服药后疗效不佳,则在原方基础上加用山茱萸、丹皮、石斛,以增强补益肝肾,养阴明目之功。《圣济总录》石斛散:"养阴明目,主治夜盲症。"

14. 视物模糊

【症状释义】 可以是缘于多种眼科疾病,如白内障、屈光不正、近视、远视、散光等;也可能是其他全身疾病引起的并发症,或者并非疾病,而是外界干扰导致。治疗视物模糊应查找原发病,针对病因进行治疗。

【常用配伍】 决明子、青葙子、菊花、桑寄生、密蒙花。

【本草索隐】 临床遇此症,可以应用决明子、青葙子、菊花。决明子清肝明目,润肠通便。《本经》:"治青盲,目淫肤,赤白膜,眼赤痛,泪出,久服益精光。"青葙子味苦,微寒,归肝经,有清肝,明目,退翳之效,主治肝热目赤,眼生翳膜,视物昏花,肝火眩晕。《本经逢原》:"青葙子,治风热目疾,与决明子功同。"菊花味苦、酸,性凉,有清热解毒的功效。若首诊服药后疗效不佳,则在原方基础上加用桑寄生、密蒙花,以增强补益肝肾,明目退翳之效。

15. 耳鸣

【症状释义】 指患者自觉耳内鸣响的症状,多数情况是听力下降的表现。《证治准绳》云:"脑为髓之海,其输上在百会,下在风府。髓海不足,则脑转耳鸣。审守其输,调其虚实。"

【常用配伍】 葛根、骨碎补、天麻、磁石、石菖蒲。

【本草索隐】 临床遇此症,可以应用葛根、骨碎补、天麻。葛根甘、辛,凉,归脾、胃经,解肌退热,透疹,生津止渴,升阳止泻。骨碎补苦,温,归肝、肾经,补肾强骨,活血续伤。《本草纲目》:"骨碎补,治耳鸣及肾虚久泻。"天麻甘,平,归肝经,息风止痉,平抑肝阳,祛风通络。三药合用,补肾填精,升阳益气。若首诊服药后疗效不佳,则在原方基础上加用磁石、石菖蒲,以增强聪耳开窍益智之功。《本草纲目》:"磁石,明目聪耳,止金疮血。"《神农本草经》:"石菖蒲,主风寒湿痹,咳逆上气,开心孔,补五脏,通九窍,明耳目,出音声。"

16. 耳聋

【症状释义】 指听力减退,甚至听觉完全丧失的症状。《杂病源流犀烛·耳病源流》:"耳鸣者,聋之渐也,惟气闭而聋者则不鸣,其余诸般耳聋,未有不先鸣者。"

【常用配伍】 川芎、石菖蒲、细辛、麻黄、葛根。

【本草索隐】 临床遇此症,可以应用川芎、石菖蒲、细辛。川芎辛,温,归肝、胆、心包经,活血行气,祛风止痛。石菖蒲辛、苦,温,归心、胃经,化湿开胃,开窍豁痰,醒神益智。《名医别录》:"石菖蒲,主耳聋。聪耳目,益心智。"细辛辛,温,有小毒,归心、肺、肾经,解表散寒,祛风止痛,通窍,温肺化饮。三药合用,通窍活血,聪耳益智。若首诊服药后疗效不佳,则在原方基础上加用麻黄、葛根,以增强升阳通窍之功。《日华子本草》:"麻黄,通九窍,调血脉,御山岚瘴气。"

四、妇科常见症状

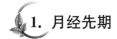

1. 月经先期

【症状释义】　是指月经周期提前 7 日以上,甚至 10 余日一行,连续 3 个周期以上者,也称经期超前、经行先期、经早、经水不及期等。病因病机主要为气虚和血热。气虚则统摄无权,冲任不固;血热则热扰冲任,伤及胞宫,血海不宁,均可使月经先期而至。治疗以益气固冲,清热调经为基本原则。本病相当于西医学的月经频发。

【常用配伍】　生地黄、当归、荆芥炭、白芍、川芎。

【本草索隐】　临床遇此症,可以应用生地黄、当归、荆芥炭。如《丹溪心法》云:"经水先期而来者,血热也。"生地黄归心、肝、肾经,清热凉血,养阴生津。当归入心、肝、脾经,养血和血。荆芥炒炭可用于止血,且有引血归经之妙。若首诊服药后疗效不佳,则在原方基础上加用白芍、川芎,以增强养血调经之效。

2. 月经后期

【症状释义】　月经周期延后 7 日以上,甚至 3~5 个月,连续 2 个周期以上,称为月经后期。青春期月经初潮后 1 年内,或围绝经期,周期有时延后,而无其他证候者,不作病论。若每次延后三五日,或偶然延后一次,下次仍如期来潮,均不作月经后期论。

【常用配伍】　当归、淫羊藿、白芍、川芎、生地黄。

【本草索隐】　临床遇此症,可以应用当归、淫羊藿、白芍。月经后期者多因阴血亏虚,冲任不足,而致经血不能按期来潮。当归入心、肝、脾经,养血调经。淫羊藿性温,味辛、甘,归肝、肾经,温养冲任。《日华子本草》云:"治一切冷风劳气,补腰膝,强心力,丈夫绝阳不起,女子绝阴无子。"白芍入肝、脾经,起柔肝止痛,养血调经之功。若首诊服药后疗效不佳,则在原方基础上加用川芎、生地黄,以增强滋阴养血,活血行气之功。

3. 月经先后不定期

【症状释义】 月经不按正常周期来潮，时或提前，时或延后 7 日以上，且连续 3 个月经周期者，称为月经先后无定期，亦称经水先后无定期、经乱等。如仅提前或错后 3～5 日，不作月经先后无定期论。本病相当于西医学排卵型功能失调性子宫出血病的月经不规则。青春期初潮后 1 年内及更年期月经先后无定期者，如无其他证候，可不予治疗。月经先后无定期若伴有经量增多及经期紊乱，常可发展为崩漏。

【常用配伍】 香附、当归、川芎、生地黄、白芍。

【本草索隐】 临床遇此症，可以应用香附、当归、川芎。《傅青主女科》指出月经先后不定期与肝郁密切相关，其云："治法宜舒肝之郁，即开肾之郁也，肝肾之郁既开，而经水自有一定之期矣。"香附入肝、脾、三焦经，主行气解郁、调经止痛之效，为舒肝之郁之良药。当归温润入肝经及冲、任二脉，补肝血，调冲任，为女子调经之要药。川芎入肝、胆、心包经，主活血行气之效。《本草纲目》认为："川芎为血中之气药，上达巅顶，下通血海，中开郁结，旁达四肢。"若首诊服药后疗效不佳，则在原方基础上加用生地黄、白芍，以增强其滋阴、养血、柔肝之功。

4. 月经过多

【症状释义】 月经过多是连续数个月经周期中月经期出血量多，但月经间隔时间及出血时间皆规则，无经间出血、性交后出血，或经血的突然增加。临床上以出血时间与基础体温（BBT）曲线对照，将有排卵型功能失调性子宫出血分为月经量多与经间期出血两类。

【常用配伍】 地榆炭、仙鹤草、益母草、阿胶、蒲黄炭。

【本草索隐】 临床遇此症，可以应用地榆、仙鹤草、益母草。此症由冲任不固，经血失于制约所致，可因虚、因热、因瘀。《医宗金鉴》云："经水过多，清稀浅红，乃气虚不能摄血也。若稠黏深红，则为热盛有余。或经之前后兼赤白带，而时下臭秽，乃湿热腐化也。若形清腥秽，乃湿瘀寒虚所化也。"地榆入肝、大肠经，炭用有凉血止血之功。仙鹤草入心、肝经，味苦、涩，性平，主收敛止血,且有补虚之功。益母草入肝、心包、膀胱经,其祛瘀血不伤新血,养新血而不滞瘀血。三药共用,通、涩、清、养并用,祛瘀不伤正,止血不留瘀。若首诊服药后疗效不佳,则在原方基础上加用阿胶、蒲黄炭,以增强养血和血,化瘀止血之功。

5. 月经过少

【症状释义】 月经周期正常,经量明显少于既往,经期不足 2 日,甚或点滴即净者,称月经过少,亦称经水涩少,经量过少。本病相当于西医学性腺功能低下、子宫内膜结核、炎症或刮宫过深等引起的月经过少。月经过少伴月经后期者,可发展为闭经。本病属器质性病变者,病程较长,疗效较差。

【常用配伍】 白芍、淫羊藿、巴戟天、桃仁、红花。

【本草索隐】 临床遇此症,可以应用白芍、淫羊藿、巴戟天。此症主要机制为精亏血少,冲任气血不足,或寒凝瘀阻,冲任气血不畅,血海满溢不多而致。《证治准绳》云:“经水涩少,为虚为涩,虚则补之,涩则濡之。”白芍入肝、脾经,平肝止痛,养血调经。淫羊藿、巴戟天入肝、肾经,补肾气,益肾精。若首诊服药后疗效不佳,则在原方基础上加用桃仁、红花,以增强活血通经之效。

6. 崩漏

【症状释义】 妇女不在行经期间阴道突然大量出血,或淋漓下血不断者,称为崩漏,前者称为崩中,后者称为漏下。若经期延长达 2 周以上者,应属崩漏范畴,称为经崩或经漏。一般突然出血,来势急,血量多的称崩;淋漓下血,来势缓,血量少的称漏。正如《济生方》说:“崩漏之病,本乎一证,轻者谓之漏下,甚者谓之崩中。”本病属常见病,常因崩与漏交替,因果相干,致使病变缠绵难愈,成为妇科的疑难重症。本病相当于西医学无排卵型功能失调性子宫出血病。生殖器炎症和某些生殖器肿瘤引起的不规则阴道出血亦可参照辨证治疗。

【常用配伍】 蒲黄炭、地榆炭、贯众炭、茜草、花蕊石。

【本草索隐】 临床遇此症,可以应用蒲黄炭、地榆炭、贯众炭。此症由冲任损伤,不能制约经血所致。《医宗金鉴》云:“若日久不止,及去血过多而无块痛者,多系损伤冲、任二经所致。"采用"急则治其标,缓则治其本"的原则,灵活运用塞流、澄源、复旧三法。蒲黄炭入肝、心包经,主化瘀止血。地榆炭入肝、大肠经,贯众炭入肝、胃经,二者主凉血止血。若首诊服药后疗效不佳,则在原方基础上加用茜草、花蕊石,以增强化瘀止血之功。

7. 经闭

【症状释义】 闭经可分为原发性和继发性、生理性和病理性。原发性闭经指年龄＞14岁,第二性征未发育,或年龄＞16岁,第二性征已发育,月经还未来潮。继发性闭经指正常月经周期建立后,月经停止6个月以上,或按自身原有月经周期停止3个周期以上。生理性闭经是指妊娠期、哺乳期和绝经期后的无月经。病理性闭经是直接或间接由中枢神经—下丘脑—垂体—卵巢轴以及靶器官子宫的各个环节的功能性或器质性病变引起的闭经。

【常用配伍】 丹参、桃仁、红花、益母草、香附。

【本草索隐】 临床遇此症,可以应用丹参、桃仁、红花。本症发病机制有虚、实两端。虚者由于冲任不充,源断其流;实者因邪气阻隔冲任,经血不通。丹参祛瘀止痛,活血通经;桃仁入心、肝、大肠经,主活血祛瘀之效;红花入心、肝经。《本草纲目》云丹参能"活血,润燥,止痛,散肿,通经"。三药合用,取桃仁红花煎之意,活血祛瘀通经以治其标。若首诊服药后疗效不佳,则在原方基础上加用益母草、香附,以增强活血化瘀,行气调经之功。

8. 白带异常

【症状释义】 从阴道流出白色或无色透明无臭的黏性液体,绵绵如带者,称为白带。正常情况下,成年妇女阴道可以分泌少量黏液,多属无色,无臭(或微腥)。生殖道炎症如阴道炎和急性子宫颈炎或发生癌变时,白带量显著增多且性状改变,称为病理性白带。

【常用配伍】 土茯苓、红藤、败酱草、鸡冠花。

【本草索隐】 临床遇此症,可以应用土茯苓、红藤、败酱草。土茯苓味甘、淡,性平,入肝、胃经,主解毒除湿,通利关节。《傅青主女科》云:"夫带下俱是湿症。"土茯苓既能清热解毒,又能化湿止带,是带下病之良药。红藤味苦,性平,入胃、大肠经,主清热解毒。败酱草味辛、苦,性凉,主清热解毒,消痈排脓,活血祛瘀。若首诊服药后疗效不佳,则在原方基础上加用鸡冠花,以增强收敛止带之功。

9. 黄带

【症状释义】　指带下色黄者,宛如黄茶浓汁,其气腥臭,所谓黄带也。常伴阴痒者,相当于西医疾病阴道炎、宫颈炎、盆腔炎等。

【常用配伍】　土茯苓、炒黄柏、虎杖、败酱草。

【本草索隐】　临床遇此症,可以应用土茯苓、炒黄柏、虎杖。《傅青主女科》云:"夫黄带乃任脉之湿热也。"土茯苓既能清热解毒,又能化湿止带。炒黄柏归肾、膀胱经,能清肾中之火,肾与任脉相通以相济,解肾中之火,即解任脉之热。虎杖利湿退黄,清热解毒。若首诊服药后疗效不佳,则在原方基础上加用败酱草,以增强清热化湿止带之功。

五、男科常见症状

1. 阳痿

【症状释义】　阳痿,西医称勃起功能障碍,是指过去 3 个月中,阴茎持续不能达到和维持足够的勃起以进行满意的性交。《素问·痿论》有:"思想无穷,所愿不得,意淫于外,入房太甚,宗筋弛纵,发为筋痿,及为白淫。"

【常用配伍】　蛤蚧、蜂房、鹿角霜、肉苁蓉、枸杞子。

【本草索隐】　临床遇此症,可以应用蛤蚧、蜂房、鹿角霜。蛤蚧味咸性平,归肺、肾经,具有补肺益肾,纳气定喘,助阳益精等作用。蜂房性味甘平,归胃经,攻毒杀虫,祛风止痛。鹿角霜温肾助阳,收敛止血。《圣济总录》:"治肾寒羸瘦,生阳气,补精髓。"若首诊服药后疗效不佳,则在原方基础上加用肉苁蓉、枸杞子,加强补肝肾,补肾益精之效。《神农本草经》:"肉苁蓉主五劳七伤,补中,除茎中寒热痛,养五脏,强阴,益精气,妇人癥瘕。"

2. 遗精

【症状释义】 遗精指不因性生活而精液遗泄的病症。多因劳欲过度、饮食不节、恣情纵欲等引起，基本病机为肾失封藏，精关不固。病变脏腑责之肾、心、肝、脾。临床辨证应分清虚实，或虚实夹杂。实证以清泄为主，虚证以补涩为要，虚实夹杂者，应虚实兼顾。西医学中的神经衰弱、神经官能症、前列腺炎、精囊炎，或包皮过长、包茎等疾患，造成以遗精为主要症状者，与本病类似，可参阅辨证治疗。

【常用配伍】 黄柏、知母、煅牡蛎、莲子。

【本草索隐】 临床遇此症，可以应用黄柏、知母、煅牡蛎。黄柏苦以泻火坚阴，寒以清热，沉降下行，长于泻肾火而坚肾阴，为滋阴降火要药。知母苦寒泻火而不燥，甘寒质润滋阴而不腻，以清润为长。《本草纲目》云："知母之辛苦寒凉，下则润肾燥而滋阴，上则清肺金而泻火，乃二经气分药也。黄柏则是肾经血分药。故二药必相须而行。"《药品化义》谓二者皆入肾经，凡肾阴虚火旺之骨蒸潮热、盗汗遗精皆可使用。煅牡蛎收敛固涩，软坚散结，常用于滑脱诸证。若首诊服药后疗效不佳，则在原方基础上加用莲子，以增强益肾涩精，养心安神之功效。

六、皮肤科常见症状

1. 斑疹

【症状释义】 指皮肤局限性或弥漫性皮色改变，一般不隆起亦不凹陷即为斑疹，是皮肤病症状中最常见的原发损害之一。一般比较小，小于1～2 cm，大于2 cm者称为斑片。斑疹可以分为炎症性和非炎症性两种。有的斑疹上还会有鳞屑，称为鳞屑性斑疹，如花斑糠疹的皮疹。

【常用配伍】 蝉蜕、地肤子、生地黄、白蒺藜、土茯苓。

【本草索隐】 临床遇此症，可以应用蝉蜕、地肤子、生地黄。蝉蜕归肺、肝经，主散风除热，利咽，透疹，退翳，解痉。《本草纲目》云："蝉，主疗皆一切风热证,古人用身,后人用蜕。大抵治脏腑经络,当用蝉身。治皮肤疮疡风执,当用蝉蜕。"地肤子归肾、膀胱经,主清热利湿,祛风止痒。生地黄滋阴养血润燥。若首诊服药后疗效不佳,则在原方基础上加用白蒺藜、土茯苓,以增强清热祛湿,祛风止痒。

2. 湿疹

【症状释义】 是由多种内外因素引起的瘙痒剧烈的一种皮肤炎症反应,分急性、亚急性、慢性三期。急性期具渗出倾向,慢性期则浸润、肥厚。有些患者直接表现为慢性湿疹。皮损具有多形性、对称性、瘙痒和易反复发作等特点。

【常用配伍】 薏苡仁、地肤子、白蒺藜、白鲜皮、苦参。

【本草索隐】 临床遇此症,可以应用薏苡仁、地肤子、白蒺藜。薏苡仁归脾、胃、肺经,主健脾渗湿,清热排脓。《本草纲目》云薏苡仁:"健脾益胃,补肺清热,祛风胜湿。"地肤子归肾、膀胱经,主清热利湿,祛风止痒。白蒺藜平肝疏肝,祛风止痒。若首诊服药后疗效不佳,则在原方基础上加用白鲜皮、苦参,以增强清热燥湿止痒之功。

3. 皮肤瘙痒

【症状释义】 瘙痒是一种仅有皮肤瘙痒而无原发性皮肤损害的皮肤病症状。根据皮肤瘙痒的范围及部位,一般分为全身性和局限性两大类。

【常用配伍】 地肤子、白蒺藜、蝉蜕、白鲜皮、首乌藤。

【本草索隐】 临床遇此症,可以应用地肤子、白蒺藜、蝉蜕。地肤子味辛、苦,性寒,功效清热利湿,祛风止痒。白蒺藜平肝解郁,活血祛风,明目,止痒。蝉蜕疏散风热,利咽开音,透疹,明目退翳,息风止痉。《本草纲目》:"蝉,主疗皆一切风热证,古人用身,后人用蜕,大抵治脏腑经络,当用蝉身。治皮肤疮疡风热,当用蝉蜕。"若首诊服药后疗效不佳,则在原方基础上加用白鲜皮、首乌藤,白鲜皮与地肤子、蝉蜕同用,加强清热燥湿,祛风解毒之效。首乌藤安神宁心,补益肝肾,助皮肤瘙痒患者夜间安眠。

4. 黄褐斑

【症状释义】 黄褐斑也称肝斑,为面部的黄褐色色素沉着,多对称蝶形分布于颊部。多见于女性,血中雌激素水平升高是主要原因,其发病与妊娠、长期口服避孕药、月经紊乱有关。

【常用配伍】 女贞子、墨旱莲、僵蚕、制首乌、枸杞子。

【本草索隐】 临床遇此症,可以应用女贞子、墨旱莲、僵蚕。二至丸中女贞子、墨旱莲归肝、肾两经,共奏滋补肝肾,滋阴养血之效;僵蚕性平味咸、辛,归肝、肺、胃经,功效祛风定惊,化痰散结。《外科正宗》云:"黧黑斑者,水亏不能制火,血弱不能华肉,以致火燥结成斑黑,色枯不泽。"若首诊服药后疗效不佳,则在原方基础上加用制首乌、枸杞子,以增强补肝肾,益精血之效。

5. 阴痒

【症状释义】 指妇女外阴瘙痒,甚则痒痛难忍,坐卧不宁,或伴带下增多等,称为阴痒,又称阴门瘙痒。西医学外阴瘙痒症、外阴炎、阴道炎及外阴色素减退性疾病等出现阴痒症状者,均可参照辨证治疗。《诸病源候论·妇人杂病诸候》曰:"妇人阴痒,是虫蚀所为。三虫九虫,在肠胃之间,因脏虚虫动作,食于阴,其虫作势,微则痒,重者乃痛。"又曰:"肾荣于阴器,肾气虚……为风邪所乘,邪客腠理,而正气不泄,邪正相干,在于皮肤故痒。"

【常用配伍】 土茯苓、槐树叶、苦参、蛇床子、黄柏。

【本草索隐】 临床遇此症,可以应用土茯苓、槐树叶、苦参。土茯苓解毒除湿,主治湿热淋浊,带下病。《本草正义》:"土茯苓,利湿去热,能入络,搜剔湿热之蕴毒。其解水银、轻粉毒者,彼以升提收毒上行,而此以渗利下导为务,故专治杨梅毒疮,深入百络,关节疼痛,甚至腐烂,又毒火上行,咽喉痛溃,一切恶症。"槐树叶清肝泻火,凉血解毒,燥湿杀虫,主治湿疹、疥癣、痈疮疔肿等。苦参清热燥湿,杀虫,利尿。《本草纲目》:"苦参、黄柏之苦寒,皆能补肾,盖取其苦燥湿,寒除热也。热生风,湿生虫,故又能治风杀虫。"若首诊服药后疗效不佳,则在原方基础上加用蛇床子、黄柏,以增强清下焦湿热,杀虫止痒之效。

第三章　异常检验检查指标的用药

一、检验指标异常

1. 红细胞计数升高

【临床意义】　多见于真性红细胞增多症、各种原因导致的脱水、先天性心脏病、肺心病等。

【常用配伍】　桃仁、红花、水蛭。

【用药释义】　蔡以生认为红细胞计数升高多属中医"癥瘕""瘀证"范畴。病机主要与血热、血瘀有关。中医古籍中与临床症状类似的描述颇多,如《灵枢·百病始生》:"若内伤于忧怒,则气上逆,气上逆则六输不同,温气不行,凝血蕴里而不散,津液涩渗,著而不去,而积皆成矣。"《瘟疫论补注·蓄血》:"邪热久羁,无由以泄,血为热搏,留于经络,败为紫血。"故常用桃仁苦甘而平,入心、肝、大肠经,有破血祛瘀,润燥滑肠之功。红花辛温,入心、肝经,有活血通经,祛瘀止痛之功。《本草汇言》称其为"破血、行血、和血、调血之药"。二药皆有活血化瘀之力,且擅入心、肝二经,然红花质轻升浮,走外达上,通经达络,长祛在经在上之瘀血;而桃仁质重沉降,偏入里,善走下焦,长破脏腑瘀血。二药相须配对后祛瘀力增强,作用范围扩大,适用于全身各部瘀血,且有消肿止痛,祛瘀生新之功。入心可散血中之滞,入肝可理血中之壅,故为活血化瘀常用药对。配伍水蛭以增强破血通经,逐瘀消癥之效。

2. 红细胞计数降低

【临床意义】 见于各种贫血（如再生障碍性贫血、缺铁性贫血、铁粒幼细胞性贫血、巨幼细胞性贫血、溶血性贫血、地中海性贫血等）、大量失血（如外伤大出血、手术大出血、产后大出血、急性消化道出血、溃疡所致的慢性失血等）、白血病、产后、化疗等。

【常用配伍】 白及、当归、鸡血藤。

【用药释义】 蔡以生认为红细胞计数降低多因各种原因所致的气血不足、气不摄血引起。故常用当归、鸡血藤活血补血，白及收敛止血，消肿生肌。现代研究认为，当归化学成分主要包含挥发油、多糖类、有机酸、氨基酸和黄酮类等，主要有抗炎、促进造血功能、增强免疫功能等药理作用。

3. 白细胞计数升高

【临床意义】 多见于化脓性细菌性炎症、尿毒症、白血病、组织损伤、手术创伤等。

【常用配伍】 金银花、黄芩、虎杖。

【用药释义】 蔡以生认为白细胞计数升高作为一种应激反应，是病体正邪斗争的正常现象。但作为一种病象，它有虚实之分。如果是毒邪（病毒、细菌）侵犯人体，为实证；如果是由寒邪、过劳等因素引起，为虚证。前者常用清火解毒之法，以治其标；后者常用用益气扶阳之法，以治其本。故常用金银花、黄芩以清热解毒，消炎退肿。虎杖利湿退黄，清热解毒，散瘀止痛，止咳化痰。现代研究认为虎杖具有抗病毒、调节免疫、镇痛抗炎等功效。

4. 白细胞计数降低

【临床意义】 常见于病毒性感染、伤寒、副伤寒、黑热病、疟疾、再生障碍性贫血、化疗和放疗后等。

【常用配伍】 人参、黄芪、鸡血藤。

【用药释义】 蔡以生认为白细胞计数降低多因脾肾两虚所致。"脾为后天之本"，气血生化之源，五脏六腑赖以滋养之基，若脾虚气血无以生化，则成血虚之证；"肾为先天之本"，主骨生髓，受五脏六腑之精而藏之，若肾气不足，则髓海不充，"精血同源"，此时气血生成也会受影响。脾虚，运化水谷精微的滋养功能失常，可导致肾气虚弱；反之，肾阳不足，则不能温煦脾阳，二者相互影响，以致脾肾两虚，营卫气血不足而成本病。此外，热毒侵袭和瘀血凝结也是引起和加重本病的重要原因。热毒（放、化疗）之邪侵犯人体，营阴被劫，故见是症。大部分患者表现为气阴两虚之证，少数兼有血热之证；根据中医学"久病必瘀"的认识，白细胞减少症患者久治不愈，往往见有血瘀的临床症状。故常用人参、黄芪以益气健脾，鸡血藤活血补血，调经止痛，舒筋活络。

5. 血小板计数升高

【临床意义】　常见于骨髓增生异常综合征、慢性粒细胞白血病、急性感染、急性失血、急性溶血、脾切除术后。

【常用配伍】　赤芍、丹参、桃仁。

【用药释义】　蔡以生认为血小板计数升高多因各种原因引起的气血运行不畅，瘀血痹阻筋脉所致。故常用赤芍以清热凉血，散瘀止痛；丹参活血祛瘀，通经止痛，清心除烦，凉血消痈；桃仁活血祛瘀，润肠通便，止咳平喘。现代研究认为桃仁具有明显的抗凝血、抑制血小板聚集与改善血液流变学作用。桃仁油能保护血管内皮细胞，下调组织因子蛋白的表达，从而抑制动脉粥样硬化斑块的形成。

6. 血小板计数降低

【临床意义】　常见于再生障碍性贫血、急性白血病、放疗、化疗、血小板减少性紫癜、脾功能亢进等。

【常用配伍】　连翘、枸杞子、仙鹤草。

【用药释义】　蔡以生认为血小板计数降低大多为外邪侵袭、饮食不节、情志过极、劳倦内伤、瘀血阻滞所致。其病理变化可以概括为火邪偏盛，灼伤脉络，迫血妄行；阴虚火旺，气虚失摄，从而导致血不归经，血溢脉外。病理因素为火、虚、瘀。故常用连翘清热解毒，散结消肿；枸杞子补益肝肾；仙鹤草收敛止血,补虚解毒。现代研究表明仙鹤草中含有仙鹤草素、鞣质和维生素 K,有增加凝血酶原时间、提高血小板数量的作用。

7. 尿蛋白升高

【临床意义】 常见于功能性蛋白尿、体位性蛋白尿或病理性蛋白尿。常见于剧烈运动后、发热的极期、高蛋白质饮食、胡桃夹现象、各种肾脏病和肾血管病等。

【常用配伍】 土茯苓、黄芪、丹参。

【用药释义】 蔡以生认为蛋白质是构成人体和维持生命活动的基本物质,可归属中医学"精气""清气""精微"。认为肾病蛋白尿根据临床表现与发病机制,主要与脾、肾病变有关。《素问·六节藏象论》载:"肾者,主蛰,封藏之本,精之处也。"可见,肾失封藏是导致慢性肾炎蛋白尿的主要原因。肾失封藏,精微下泄为蛋白尿产生关键。张介宾:"精,食物之精华也。"人体蛋白质属于中医所说的精微,然精微来源于后天脾胃所化生。脾居中焦,为后天之本,主司升清,脾虚者统摄失司,清浊不分,精微失摄而外泄。可见,脾不摄精,清气下陷和肾不藏精,精气下陷是导致慢性肾炎蛋白尿的基本病机。故常用土茯苓以解毒除湿,通利关节;黄芪健脾补气,利尿固表;丹参活血祛瘀,通经止痛,清心除烦,凉血消痈。

8. 尿微量白蛋白升高

【临床意义】 尿微量白蛋白测定可反映早期肾病、肾损伤情况。病理性增高常见于糖尿病肾病、高血压、妊娠子痫前期。尿微量白蛋白是肾病发生的早期信号和预兆,此时肾脏损害处在尚可逆转的时期,如能及时治疗,可以终止或逆转肾病的发展进程。

【常用配伍】 黄芪、芡实、金樱子。

【用药释义】 蔡以生认为尿微量白蛋白升高多因脾肾亏损。脾主升清,主统摄,脾虚不能统摄机体精微物质而致本病。故常用黄芪健脾补气,利尿固表;芡实益肾固精,补脾止泻,除湿止带;金樱子固精缩尿,固崩止带,涩肠止泻。现代研究认为,芡实的化学成分主要有木脂素类、脑苷脂类、生育酚类、环二肽、多酚类、甾醇类以及少量黄酮类、脂类、烷烃类化合物,具有包括抗氧化、降血糖、降低尿蛋白、减缓疲劳、抗癌、抗心肌缺血、抑菌和保护胃黏膜等生物活性。

9. 尿红细胞升高

【临床意义】 常见的血尿原因有急性肾小球肾炎、慢性肾炎、急性肾盂肾炎、泌尿系结石、结核、肿瘤、外伤等,如单纯出现大量血尿则结石的可能性最大。

【常用配伍】 生地黄、地肤子、蒲黄。

【用药释义】 蔡以生认为尿红细胞升高多因湿热下注膀胱,热甚灼络,迫血妄行,或湿热久蕴下焦,尿液煎熬成石,膀胱气化失司,或肾阴亏损,虚火伤络所致。故常用生地黄清热凉血,养阴生津;地肤子归肾、膀胱经,清热利湿,祛风止痒;蒲黄凉血止血,兼能祛瘀,使血止而不留瘀。现代研究认为,蒲黄中的有效成分为黄酮类,如柚皮素、槲皮素、香蒲新苷等,还含有止血成分鞣质,此外还含有甾类、烷烃类及糖类等,具有促凝血、抗炎等药理作用。

10. 尿白细胞升高

【临床意义】 常见于尿道有化脓性炎症,如肾盂肾炎、膀胱或尿道炎、肾结核。

【常用配伍】 黄柏、赤苓、虎杖。

【用药释义】 蔡以生认为尿白细胞升高多因湿热邪毒客于肾、膀胱,膀胱气化失司,津道滞涩难通所致。故常用黄柏清下焦湿热。现代研究表明,黄柏具有抗炎、抑菌、抗氧化、保护神经等多方面的药理作用。赤苓健脾利水渗湿;虎杖祛风利湿,散瘀定痛。虎杖有抗炎镇痛,改善微循环,抗血小板聚集作用。

11. 血脂升高

【临床意义】 包括甘油三酯升高、总胆固醇升高、低密度脂蛋白升高。高脂血症是由于人体内脂肪代谢失调,致使体内血液中血脂成分异常增高,是中老年人常见病和多发病,也是导致动脉粥样硬化、高血压、冠心病和脑血管疾病的重要因素之一。

【常用配伍】 生山楂、炒决明子、荷叶、茵陈蒿、三七粉、片姜黄。

【用药释义】 蔡以生认为高脂血症属于中医痰瘀气滞、血瘀痰浊范畴,其发病与肝、脾、肾三脏功能失调密切相关。病机为饮食不节,损伤脾胃,脾虚运化失司;水液聚而为痰、为湿,气虚血少,运化无力,进而血脉瘀滞;七情五志过极,肝气郁结,疏泄失职,气郁日久,气滞血瘀,阻塞脉络;年老体虚,肾气衰惫,阳虚不能温煦脾土而衍生痰饮,肾阴则虚火上炎,炼液为痰。总之以标本分之,痰湿(浊)、痰瘀、气滞血瘀、痰火为标,肝、脾、肾功能失调为本。痰湿(浊)、痰热、痰瘀内生,气滞瘀积,阻塞脉道,清阳不升,浊阴不降,是产生本病的关键病理基础。生山楂消食健胃,行气散瘀,化浊降脂;炒决明子清肝火,祛风湿,益肾明目。现代化研究表明,荷叶可调节中枢神经和外周神经而降低食欲,减少饮食而降脂减肥。槲皮素、山柰酚、异鼠李素等作为黄酮类化合物,均能与多巴胺、5-羟色胺、γ-氨基丁酸受体成功对接,荷叶碱、罂粟碱等可对乙酰胆碱受体发挥调控作用,分别作用于中枢及外周神经元受体,协调兴奋性—抑制性平衡障碍,从而实现抑制食欲、降脂减肥的作用。茵陈蒿清利湿热,利胆退黄;三七粉止血,散瘀,定痛;片姜黄辛温相合,能外散风寒,内行气血;苦温相合,能外胜寒湿,内破瘀血,故有破血行气,通络止痛,祛风疗痹之效。

12. B 型钠尿肽升高

【临床意义】 常用于心力衰竭的诊断、分级及预后判断。在心力衰竭早期 B 型钠尿肽水平即可升高。

【常用配伍】 丹参、赤芍、益母草。

【用药释义】 蔡以生认为 B 型钠尿肽升高多因年老体虚、饮食不当、情志失调、寒邪内侵,导致经脉闭阻,血行不畅。故常用丹参活血祛瘀,通经止痛,清心除烦,凉血消痈。现代研究表明,丹参能改善血液循环,降低血液黏稠度,扩张血管,提高心脏冠脉的血通量,减轻心肌纤维化的作用。赤芍清热凉血,活血祛瘀;益母草活血调经,利尿消肿,清热解毒。

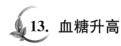

13. 血糖升高

【临床意义】　常见于各种糖尿病、其他内分泌疾病(如甲状腺功能亢进症、嗜铬细胞瘤、巨人症或肢端肥大症、肾上腺功能亢进)、应激性高血糖(如颅内高压、颅脑外伤、中枢神经系统感染、急性心肌梗死)、肝源性高血糖,其他如妊娠呕吐、脱水等。

【常用配伍】　生黄芪、黄连、黄芩。

【用药释义】　蔡以生认为血糖升高多因阴津亏损,燥热偏胜所致。故常用黄芪补益脾肺,兼养阴;黄连清热燥湿,清中焦脾胃湿热;黄芩清热燥湿,清上焦湿热。诸药合用,达到益气养阴,清热燥湿的功效。药理研究表明,黄芪能降低高血糖,升高低血糖。

14. 同型半胱氨酸升高

【临床意义】　是心脑血管疾病发生的独立危险因素。可增加冠状动脉硬化、中枢血管疾病、外周血管疾病、脑卒中、痴呆症和糖尿病并发症的危险性。

【常用配伍】　三七、姜黄、泽泻。

【用药释义】　蔡以生认为同型半胱氨酸升高多因阳气亏虚,脉络痹阻,水湿内停所致,病位多在心,涉及肝、脾、肾等脏。《灵枢·五邪》指出:"邪在心,则病心痛。"故常用三七活血化瘀,姜黄活血行气,通经止痛,泽泻利水消肿。三药合用,通痹活血,利水消肿。

15. 肝功能异常

【临床意义】　包括胆红素升高、肝细胞损害相关酶升高、胆汁淤滞相关酶升高。多见于急性病毒性肝炎、慢性病毒性肝炎、非病毒性肝炎、肝硬化、肝细胞癌、胆管阻塞性疾病(如胆囊结石或胆管癌等)、急性心肌梗死或骨骼肌损伤、病毒感染等其他疾病。

【常用配伍】　柴胡、金钱草、茵陈蒿、虎杖、平地木、五味子、垂盆草、大黄、赤芍。

【用药释义】 蔡以生认为胆红素升高、肝细胞损害相关酶升高、胆汁淤滞相关酶升高多因湿热内蕴，肝胆疏泄失常，肝火炽盛所致。故常用柴胡疏肝利胆，解郁行气；金钱草利湿退黄，清肝胆火；茵陈蒿清利脾胃肝胆湿热，使之从小便而出；虎杖清热利湿，兼清热解毒；平地木利湿化浊；五味子清热生津；垂盆草利湿退黄；大黄清热解毒，兼凉血解毒，并使湿热从大便而出；赤芍清热凉血，兼清肝泻火。诸药合用，达到清热退黄，疏肝利胆，兼凉血解毒，清利湿热而不伤阴作用。药理研究表明，柴胡有抗脂肪肝、抗肝损伤、利胆、降低转氨酶等作用。金钱草水煎液能明显促进胆汁分泌，使胆管泥沙状结石易于排出，胆管阻塞和疼痛减轻，黄疸消退。茵陈蒿有显著利胆作用，并有解热、保肝作用。垂盆草有保肝作用，水煎服，能治疗急性及慢性活动性肝炎，有降转氨酶作用。

16. 淀粉酶升高

【临床意义】 是胰腺外分泌功能的辅助诊断指标，常见于急性胰腺炎、慢性胰腺炎、其他任何原因所致的胰管受阻，如胆囊炎、胆石症、胰腺癌、胰腺外伤等。

【常用配伍】 生山栀、柴胡、大黄。

【用药释义】 蔡以生认为淀粉酶升高多因情志不畅、暴饮暴食，故而湿热阻滞肝胆脾胃，腑气不通，多属中医"腹痛"范畴。常用山栀子清利湿热，清热泻火；柴胡疏肝理气；大黄荡涤肠胃，泻下攻积。三药合用，达到清热燥湿，通里攻下，疏肝理气的作用。现代药理研究表明，栀子及其提取物有利胰及降胰酶作用。

17. 肌酐升高

【临床意义】 血清肌酐的浓度变化主要由肾小球的滤过能力（肾小球滤过率）来决定。滤过能力下降，则肌酐浓度升高。血肌酐值高出正常值多表明肾脏受损，血肌酐能较准确地反映肾实质受损的情况。

【常用配伍】 大黄、丹参、益母草。

【用药释义】 蔡以生认为肌酐升高多因痰瘀互结，湿毒内蕴所致。故常用大黄通瘀散结,丹参活血祛瘀,益母草增强活血化瘀作用,能利尿行水,兼清热解毒。三药合用,活血散瘀,兼利尿消肿,治痰水瘀互阻,同时清热解毒,使湿热毒邪从大便而出。药理研究表明,丹参具有改善肾功能、保护缺血性肾损伤的作用。益母草能改善肾功能,益母草碱有明显的利尿作用,对急性肾炎水肿患者有良好疗效。

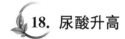 **18. 尿酸升高**

【临床意义】 尿酸是体内嘌呤代谢的最终产物,多见于痛风、肾脏疾病(如急性或慢性肾炎、肾结核、肾盂肾炎、肾盂积水等疾病的晚期)、白血病及其他恶性肿瘤、妊娠高血压综合征等。

【常用配伍】 土茯苓、萆薢、蜂房。

【用药释义】 蔡以生认为尿酸升高多因饮食不节,湿邪蕴结下焦,肾阳虚损所致,多属中医"痹证"范畴,但又与一般的痹证不同。一般痹证往往是在正虚卫外不固的基础上感受风寒湿热病邪,以致经络关节痹阻不通而痛。而本证多因恣饮酒浆或恣食肥甘,以致脾失健运,湿浊之邪自内而生,痹阻关节,出现红肿热痛等病症。故常用土茯苓清热解毒除湿,萆薢祛风除湿,蜂房祛风攻毒。三药合用,利湿去热,入络搜剔湿热之蕴毒。

19. 促甲状腺激素升高

【临床意义】 常见于原发性甲状腺功能减退症、促甲状腺激素细胞腺瘤、缺碘性地方性甲状腺肿、甲状腺激素抵抗综合征等。

【常用配伍】 熟地黄、鹿角胶、肉桂。

【用药释义】 蔡以生认为促甲状腺激素升高多因脾肾阳虚,气血不足所致。本病属中医"虚劳""水肿"范畴。虚劳是指元气亏损、气血不足、脏腑受损所致的慢性疾病,其中以脾、肾两虚为多见。水肿是由于脾气亏虚,水湿停聚,泛滥横逆而成。肾阳不足则开阖不利,不能化气行水,以致水液停聚,泛滥于肌肤形成水肿,可见眼睑浮肿,体重增加,甚至心包胸腔积液等一系列脾肾阳虚症状。故常用熟地黄补阴益精以生血,鹿角胶补肾助阳益精血,肉桂补火助阳。三药合用,补血养阴,补益脾肾之阳,化气行水。

20. 促甲状腺激素降低

【临床意义】 见于原发性甲状腺功能亢进症、促甲状腺激素基因突变、各种垂体性疾病(如垂体腺瘤、垂体炎症、垂体出血性疾病或损伤性疾病等)影响促甲状腺激素细胞功能,常见于各种甲状腺炎的损伤期,以及临床应用大剂量糖皮质激素等。

【常用配伍】 黄药子、龙胆草、夏枯草。

【用药释义】 蔡以生认为促甲状腺激素降低多因痰气交阻,肝胆气郁化火所致。常用黄药子解毒消肿,化痰散结,凉血止血;龙胆草泻肝胆火;夏枯草清热泻火,散结消肿。三药合用,清肝泻火,化痰散结消肿。临床研究表明,夏枯草散结消肿,可用于治疗甲状腺肿大、淋巴结肿大等属于肝热者。

21. 性激素异常

【临床意义】 性激素指由动物体的性腺,以及胎盘、肾上腺皮质网状带等组织合成的甾体激素,具有促进性器官成熟、副性征发育及维持性功能等作用。雌性动物卵巢主要分泌两种性激素——雌激素与孕激素,雄性动物睾丸主要分泌以睾酮为主的雄激素。性激素异常常见于多囊卵巢综合征、卵巢早衰、月经失调、下丘脑功能紊乱。

【常用配伍】 仙茅、淫羊藿、巴戟天。

【用药释义】 蔡以生认为性激素异常多因先天禀赋不足,后天失养,肾精不充;或因久病劳损,房事不节,耗伤肾精所致。常用仙茅温肾壮阳,淫羊藿补肾壮阳,巴戟天补肾助阳。三者合用温肾助阳,强筋骨,补命门而益精。药理研究表明,淫羊藿能增强下丘脑—垂体—性腺轴及肾上腺皮质轴、胸腺轴等内分泌系统的分泌功能。

22. 类风湿因子升高

【临床意义】 常见于未经治疗的类风湿关节炎患者、系统性红斑狼疮、干燥综合征、皮肌炎、硬皮病及感染性疾病,如传染性单核细胞增多症、感染性心

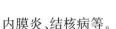

内膜炎、结核病等。

【常用配伍】 秦艽、威灵仙、生地黄。

【用药释义】 蔡以生认为类风湿因子升高多因风、寒、湿、热、痰、瘀等邪气滞留肢体筋脉、关节、肌肉,经脉闭阻所致。常用秦艽祛风湿,通络止痛;威灵仙温通,通行十二经,既能祛风湿,又能通经络而止痛,为治疗风湿痹痛要药;生地黄清热凉血,养阴生津。三药合用,祛风湿,通络止痛而不伤阴。药理研究表明,秦艽治疗风湿及类风湿关节炎,有显著的镇痛、消肿、退热和恢复关节功能的作用。

23. 抗双链 DNA 抗体升高

【临床意义】 抗双链 DNA 抗体是系统性红斑狼疮的特征性标志抗体,其他如类风湿关节炎、慢性肝炎、干燥综合征等亦可升高。

【常用配伍】 土茯苓、生地黄。

【用药释义】 蔡以生认为抗双链 DNA 抗体升高多因热毒炽盛,血热旺行,耗伤阴津所致,阴虚证与火热证都属于热证范畴。阴虚证常以滋阴清热之法,火热证多以清热解毒,清热泻火之法。故常用土茯苓解毒除湿,通利关节;生地黄清热凉血,养阴生津。两药合用,清热解毒凉血,同时兼顾肝肾之阴。《本草正义》:"土茯苓,利湿去热,能入络,搜剔湿热之蕴毒。"《珍珠囊》:"生地,凉血,生血,补肾水真阴。"蔡以生认为生地黄在免疫性疾病中,剂量可达 30～120 g。

二、血 压 异 常

1. 血压增高

【临床意义】 多数是原发性高血压,少数继发于其他疾病,称为继发性高血压,如慢性肾炎、肾动脉狭窄等。

【常用配伍】 石决明、怀牛膝、罗布麻。

【用药释义】 蔡以生认为血压增高多因肝阳上亢,阳升风动,上扰清空所致。故常用石决明平肝潜阳；怀牛膝补益肝肾，引药下行；罗布麻清热平肝，利水消肿。现代研究认为，石决明具有镇静、降血压、拟交感神经的作用；怀牛膝对血管有暂时性的扩张作用；罗布麻叶具有明显的降血压作用。

🌿2. 血压降低

【临床意义】　常见于低血压、休克、心肌梗死等。

【常用配伍】　鹿茸、炙黄芪、麻黄。

【用药释义】　蔡以生认为血压降低多因肾气亏虚，无以固摄所致。故常用鹿茸温补肾阳，填补精血；炙黄芪补中益气；麻黄升高血压。现代研究认为，鹿茸精口服对伴有低血压的慢性循环障碍，可使脉搏充盈，血压上升；黄芪的双向调节作用可缓解血压水平；麻黄碱具有血管收缩作用。

三、心电图异常

🌿1. 心动过速

【临床意义】　病理性心动过速常见于高热、贫血、甲状腺功能亢进、出血、疼痛、缺氧、心力衰竭和心肌病等。

【常用配伍】　茶树根、玉竹、麦冬。

【用药释义】　蔡以生认为心动过速多因心阴亏虚，心神失养所致。故常用茶树根活血强心利尿，玉竹、麦冬滋养心阴。现代研究认为，茶树根对室上性、室性早搏疗效较著；麦冬中含有的总皂苷可以降低心肌细胞的兴奋性，从而具有一定的抗心律失常作用；玉竹具有抗氧化作用，可提高心肌细胞收缩力，改善心肌舒缩功能。

🌿2. 心动过缓

【临床意义】　常见于流行性感冒、伤寒、甲状腺功能减退、白喉恢复期、阻塞性黄疸、颅内压增高、某些感染如钩端螺旋体病、传染性单核细胞增多症、垂体功能减低、高血钾、碱中毒、食管憩室、抑郁症等。

【常用配伍】　桂枝、丹参。

【用药释义】　蔡以生认为心动过缓多因心阳亏虚,温煦推动无力,寒凝气滞,瘀阻心脉所致。故常用桂枝以温经通脉,助阳化气;丹参活血化瘀通络。现代研究认为,丹参具有抗血小板聚集,扩张血管,抗血管动脉硬化,改善血管微循环,增加心脏血流量,改善心肌缺血的作用;桂枝能够增加冠状动脉血流量。

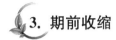

3. 期前收缩

【临床意义】　即早搏。包括室性、房性和房室交界性早搏,以室性早搏最常见,房性早搏次之。

【常用配伍】　茵陈蒿、仙鹤草 苦参。

【用药释义】　蔡以生认为期前收缩多因外感或内伤,致气血阴阳亏虚,心失所养或痰饮瘀血阻滞,心脉不畅。故常用茵陈蒿渗利湿热,导热下行;仙鹤草补虚养心;苦参除伏热,清心火。现代研究认为,茵陈蒿能抑制氧自由基的生成,使一氧化氮和前列环素在血管内皮细胞中得到释放从而扩张血管;仙鹤草可调节一氧化氮的合成与释放,从而具有抗心律失常作用;苦参能减慢心律,减缓传导。

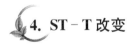

4. ST‐T 改变

【临床意义】　常见于心绞痛 慢性冠状动脉供血不足。

【常用配伍】　丹参、赤芍、红花。

【用药释义】　蔡以生认为 ST‐T 改变多因心脉痹阻不畅,不通则痛。故常用丹参、赤芍、红花活血祛瘀而通血脉。现代研究认为,丹参具有抗血小板聚集,扩张血管,抗血管动脉硬化 改善血管微循环,增加心脏血流量的作用;赤芍具有抗血小板聚集、抗血栓以及抗动脉粥样硬化作用;红花有扩张血管作用。

四、影像学检查异常

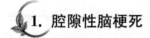**1. 腔隙性脑梗死**

【临床意义】 腔隙性脑梗死系高血压小动脉硬化引起的脑部动脉深穿支闭塞形成的微梗死,也有人认为少数病例可由动脉粥样硬化斑块脱落崩解导致的微栓塞引起。由于 CT 和 MRI 的普及应用,有人统计其发病率相当高,占脑梗死的 20%～30%。大脑半球或脑干深部的小穿通动脉,血管壁发生病变,导致管腔闭塞,形成小的梗死灶。梗死灶直径小于 2 mm 者,称为腔隙性脑梗死。多位于底节、内囊、丘脑、脑桥,少数位于放射冠及脑室管膜下区。

【常用配伍】 葛根、赤芍、水蛭。

【用药释义】 蔡以生认为腔隙性脑梗死多因正气亏虚,饮食、情志、劳倦内伤等引起气血逆乱,产生风、火、痰、瘀,导致脑脉痹阻所致。常用葛根升清阳于脑络,赤芍活血化瘀通络,水蛭破血化瘀,剔风通络。现代研究认为,葛根素可以抗血栓,改善微循环及调整脑梗死患者神经内分泌紊乱;赤芍具有抗血小板聚集、抗血栓以及抗动脉粥样硬化作用;水蛭具有抗凝和抗血栓作用,且能降低全血比黏度和血浆比黏度。

2. 脑萎缩

【临床意义】 脑萎缩是指由于各种原因导致脑组织本身发生器质性病变而产生萎缩的一类神经精神性疾病。脑萎缩包括小儿脑萎缩、成人脑萎缩。以老年人多见。萎缩在临床最主要的症状是痴呆,尤其是老年人易引起老年痴呆症。

【常用配伍】 石菖蒲、桃仁、三七。

【用药释义】 蔡以生认为脑萎缩多因痰瘀互结,阻滞脑络,脑失荣养所致。故常用石菖蒲开窍豁痰,醒神益智;桃仁、三七活血化瘀,疏通脑络。现代研究认为,石菖蒲具有改善学习记忆,保护中枢神经元的作用;桃仁能明显增加脑和股动脉的血流量,并降低血管阻力;三七总皂苷可明显延缓缺血组织三磷酸腺苷的分解,改善能量代谢,增加组织血流量,从而保护脑组织。

3. 肺结节

【临床意义】 肺结节是指肺部有结节状或球状病灶,是一种原因不明的多系统、多器官的肉芽肿性疾病,病变常见于肺和胸内淋巴结,早期患者无症状,多在做胸片检查时发现。可见于炎症、自身免疫性疾病、肺部恶性肿瘤等。

【常用配伍】 半夏、杏仁、川贝母、山慈菇、猫爪草。

【用药释义】 蔡以生认为肺结节多因肺脏本虚,气滞、血瘀、痰凝相互郁结,阻碍肺络所致。故常用半夏燥湿化痰,杏仁降利肺气以止咳,川贝母清热润肺,化痰止咳,山慈菇、猫爪草化痰散结消肿。现代研究认为,山慈菇、猫爪草均具有显著的抗肺部肿瘤作用。

五、超声检查异常

1. 脂肪肝

【临床意义】 脂肪肝是指由于各种原因引起的肝细胞内脂肪堆积过多的病变,是一种常见的肝脏病理改变,一般分为酒精性脂肪肝和非酒精性脂肪肝两大类。B超对脂肪肝的检出比较灵敏,主要依据肝血管的清晰度、超声衰减程度等对脂肪肝进行分级诊断。

【常用配伍】 茵陈蒿、生麦芽、泽泻。

【用药释义】 蔡以生认为本病病位在肝,与脾、肾密切相关,病机总属脏腑功能失调,痰湿血瘀结于胁下。故常用茵陈蒿清利湿热,生麦芽行气消食健脾,泽泻清湿热,三药合用以清热利湿,涤痰化瘀。现代研究认为,茵陈蒿含有香豆素类、黄酮类、有机酸类、挥发油类等化学成分,具有调血脂、调节代谢等药理作用。

2. 肝囊肿

【临床意义】 肝囊肿是发生于肝内的良性占位性病变,一般分为寄生虫性和非寄生虫性两大类,其中以非寄生虫性肝囊肿中的先天性肝囊肿及潴留性肝囊肿最为常见。B超为首选检查方法,超声检查囊肿呈圆形或椭圆形无回声区,囊壁菲薄,边缘光滑,与周围组织边界清晰,其后回声增强。

【常用配伍】 柴胡、金钱草、桃仁。

【用药释义】 蔡以生认为肝囊肿多因情志抑郁,肝气郁滞,或因食积、过食辛辣、酒毒内蕴,湿热蕴结,致湿浊阻于肝络,疏泄失司所致。故常用柴胡以疏肝解郁,金钱草清热利湿,桃仁活血祛瘀。现代研究认为,金钱草全草含有黄酮类、酚类、内脂类、鞣质、甾醇、挥发油、胆碱、氨基酸、氯化钾等化学成分,具有利胆排石、抗感染、抑制免疫抑制、保肝等作用。

3. 胆囊结石

【临床意义】 胆囊结石主要为胆固醇结石或以胆固醇为主的混合性结石和黑色素结石,任何影响胆固醇与胆汁磷酸酯浓度比例和造成胆汁淤积的因素都能导致胆囊结石形成。胆绞痛是胆囊结石的典型症状。超声显示胆囊内强回声团,随体位改变而移动,其后有声影即可确诊。

【常用配伍】 金钱草、虎杖、鸡内金。

【用药释义】 蔡以生认为胆囊结石多因外感湿热或饮食不节,导致气滞、血瘀、湿热蕴结,肝胆疏泄不利所致。故常用金钱草清热利湿,虎杖活血散瘀,清热利湿,鸡内金化石消坚。现代研究认为,金钱草抑制泌尿系和胆结石形成,对草酸钙的结晶生长有抑制作用;虎杖具有抗炎镇痛作用;鸡内金促进不稳定的草酸钙二水合物晶体的形成,抑制稳定的草酸钙一水合物的形成。

4. 胆囊炎

【临床意义】 胆囊炎根据其临床表现和临床经过,可分为急性和慢性两种类型。B超发现胆囊肿大、壁厚、腔内胆汁黏稠等常可及时做出诊断。急性发作时常有右上腹疼痛等症状。

【常用配伍】 柴胡、大黄、香附。

【用药释义】 蔡以生认为胆囊炎多因胆失通降,不通则痛。故常用柴胡疏肝并解少阳之热,大黄泻火解毒,香附疏肝解郁,理气止痛,三药合用以疏肝

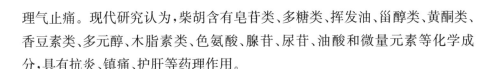

理气止痛。现代研究认为,柴胡含有皂苷类、多糖类、挥发油、甾醇类、黄酮类、香豆素类、多元醇、木脂素类、色氨酸、腺苷、尿苷、油酸和微量元素等化学成分,具有抗炎、镇痛、护肝等药理作用。

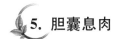
5. 胆囊息肉

【临床意义】　胆囊息肉是指胆囊壁向腔内呈息肉样突起的一类病变的总称。超声对胆囊息肉的检出率可达 95％以上,是胆囊息肉的首选诊断方法。超声下表现为胆囊壁上稍高回声的实性团块,呈单发、圆形或椭圆形,形态规则,边界清楚,不随体位移动。胆囊息肉可以是一个宽基部,也可以显示与胆囊壁相连的细长蒂。当胆囊息肉的回声与胆囊结石的回声相似时,观察肿块是否移动,从而鉴别息肉或结石。

【常用配伍】　莪术、生薏苡仁、赤芍。

【用药释义】　蔡以生认为胆囊息肉多因气、血、湿、热、痰、瘀等病理因素导致胆腑瘀滞,胆液失于通降,日久气滞血瘀,胆络瘀滞而成息肉。故常用莪术以行气破血,消积止痛,生薏苡仁健脾渗湿,赤芍清热凉血,散瘀止痛。现代研究认为,赤芍主要包括单萜糖苷类、三萜类、黄酮类、鞣质类、酚酸类、糖类、甾体类和挥发油等化学成分,具有抗内毒素、保肝、抗肿瘤、抗炎等药理作用。

6. 肾囊肿

【临床意义】　肾囊肿是以肾脏出现内覆上皮细胞囊肿为特征的囊性疾病,肾脏囊肿分为单纯性肾囊肿、成人型肾囊肿、获得性肾囊肿。通过 B 超检查会发现肾实质内圆形或类圆形水样低密度影,密度均匀一致,病变区无回声,囊壁光滑,边界清楚。

【常用配伍】　瞿麦、乌药、茯苓。

【用药释义】　蔡以生认为肾囊肿多因情志失调、饮食劳倦、寒湿内犯所致。故常用瞿麦利湿通淋;乌药顺气止痛,温肾散寒;茯苓利水渗湿,健脾宁心。三药共用,健脾理气燥湿以消积聚。现代研究认为,茯苓化学成分以萜类和多糖为主,具有利尿保肝、抗氧化、延缓衰老、抗肿瘤、降血脂、抗病毒等药理作用。

7. 泌尿系统结石

【临床意义】 泌尿系统结石好发于代谢异常以及有尿路梗阻或感染人群,可发生于肾、输尿管、膀胱和尿道的任一部位。症状因结石所处位置不同而不同,肾与输尿管结石表现为疼痛和血尿,膀胱结石主要表现是排尿中断和排尿疼痛。B超为常用检查手段。

【常用配伍】 石韦、金钱草、乌药。

【用药释义】 蔡以生认为泌尿系统结石多因湿热久蕴,煎熬尿液,结成砂石所致。故常用石韦利尿通淋,化石消坚;金钱草清热利尿;乌药顺气开郁。现代研究认为,金钱草可抑制泌尿系统和胆囊结石形成;石韦可减轻草酸钙结晶形成,具有明显抗泌尿系统结石作用;乌药具有兴奋和抑制胃肠道平滑肌的双向调节作用。

8. 盆腔积液

【临床意义】 盆腔积液可分为生理性盆腔积液和病理性盆腔积液两种。B超是检查盆腔积液的首要办法,积液量少时仅子宫直肠陷凹见到小范围无回声区;液体较多时子宫周围和(或)肠间隙可见范围较广泛的无回声区。

【常用配伍】 泽兰、泽泻、茯苓、乌药。

【用药释义】 蔡以生认为盆腔积液多因寒多热少,患者初期阳气被苦寒之剂损伤,或病程迁延、病久耗伤体内阳气而成,其病机为寒湿痰瘀互结,损伤冲任、胞宫脉络而致气血失调。故常用泽兰、泽泻、茯苓淡渗利湿,乌药温肾散寒。现代研究认为,泽泻主要含有三萜、倍半萜、二萜、糖类、含氮化合物、苯丙素、黄酮、甾体等。药理学研究表明,泽泻醇提物、水提物及一些单体类成分具有利尿、抗结石及肾脏保护等作用。

9. 弥漫性甲状腺肿

【临床意义】 弥漫性甲状腺肿是甲状腺两叶均匀性肿大,触诊摸不到结节的现象。系甲状腺细胞肥大及血管增生、充血所致,属于早期甲状腺肿,易于恢复。可见于单纯性甲状腺肿和毒性弥漫性甲状腺肿。

【常用配伍】　夏枯草、山慈菇、猫爪草。

【用药释义】　蔡以生认为弥漫性甲状腺肿乃七情内伤,气滞痰凝壅结颈前所致。故常用夏枯草清肝火,散郁结;山慈菇、猫爪草清热解毒,消肿散结。现代研究认为,夏枯草中主要含有萜类、酚酸类、黄酮类、甾醇类、香豆素类、有机酸类、挥发油类及糖类等成分,具有抗菌消炎、抑制病毒生长等多种药理作用。

10. 乳腺增生

【临床意义】　乳腺增生为临床最常见的良性乳腺疾病,好发于 30～50 岁女性,主要症状是乳腺疼痛、结节或肿块,部分患者合并乳头溢液。B 超为首选检查。

【常用配伍】　青皮、通草、丝瓜络。

【用药释义】　蔡以生认为乳腺增生多因情志不遂,肝气郁结,气机阻滞乳络所致。故常用青皮疏肝破气,消积化滞;通草通气下乳;丝瓜络通经活络。现代研究认为,通草具有抗血栓、促进乳汁分泌作用,青皮对于平滑肌有抑制收缩作用。

11. 乳腺结节

【临床意义】　乳腺结节是一种症状,常见于乳腺增生(可形成乳腺囊肿)及乳腺肿瘤性疾病,包括乳腺良性肿瘤(如乳腺纤维瘤、分叶状肿瘤等)以及乳腺恶性肿瘤(乳腺癌)。B 超可清楚显示乳腺组织内较小病灶,并可对肿块较完善地定性、定位,常能查出医师不能扪及的深部结节;可探及包膜回声,多表现为低、中回声;良性肿瘤回声均匀,恶性肿瘤回声一般不均,并可显示血流分布。

【常用配伍】　香附、橘络、全瓜蒌。

【用药释义】　蔡以生认为乳腺结节多因恼怒伤肝,忧思伤脾,气机阻滞,水湿失运,痰浊内生,痰瘀互结于乳房所致。故常用香附疏肝理气通络;橘络理气化痰,疏通乳络;全瓜蒌行气化痰。现代研究认为,香附、橘络均有抑制肿瘤作用,瓜蒌三萜类化合物具有抗炎、抗肿瘤和抑菌的作用。

六、内镜检查异常

1. 浅表性胃炎

【临床意义】 浅表性胃炎是胃黏膜呈慢性浅表性炎症的疾病，为消化系统常见病，属慢性胃炎中的一种。胃镜下表现主要包括红肿、充血性红斑、黏液增多、红白相间等。

【常用配伍】 白术、茯苓、蒲公英。

【用药释义】 蔡以生认为浅表性胃炎多因邪气外感、情志不畅、素体亏虚、饮食不洁等原因致气机不畅，脾胃失养。故常用白术、茯苓健脾益气，蒲公英清热解毒。现代研究认为，白术的化学成分主要为白术挥发油、白术内酯以及白术多糖，具有保肝、调节胃肠运动、抗炎性反应等作用。

2. 萎缩性胃炎

【临床意义】 萎缩性胃炎也称慢性萎缩性胃炎，以胃黏膜上皮和腺体萎缩，数目减少，胃黏膜变薄，黏膜基层增厚，或伴幽门腺化生和肠腺化生，或有不典型增生为特征的慢性消化系统疾病。常表现为上腹部隐痛、胀满、嗳气、食欲不振，或消瘦、贫血等，无特异性。是一种多致病因素性疾病或癌前病变。

【常用配伍】 黄精、人参、乌梅。

【用药释义】 蔡以生认为萎缩性胃炎多以脾胃虚弱为本，由邪壅胃腑，胃络瘀阻所致。故常用人参、黄精补脾益气，乌梅生津。现代研究认为，乌梅的化学成分主要为有机酸、萜类、甾醇、挥发性成分、氨基类、糖类、脂类、黄酮类、生物碱等，其中萜类、甾醇类、糖类、生物碱有抗肿瘤作用，有机酸、挥发性成分具有抗氧化、抗炎等作用。

3. 胃溃疡

【临床意义】 胃溃疡发病有明显的季节性，一般多发于气候变化较大的冬、春两季，好发于胃角、贲门等部位，常表现为钝痛、隐痛、胀痛、烧灼样的上腹痛,部分患者会出现黑便和呕血的症状。内镜下溃疡分为三个病期:活动期、愈合期、瘢痕期。

【常用配伍】 黄芪、白及、海螵蛸。

【用药释义】 蔡以生认为胃溃疡多因脾胃虚弱,外邪、饮食、情志伤胃所致。故常用黄芪健脾益气;白及收敛止血,消肿生肌;海螵蛸收敛止血,制酸,敛疮。现代研究认为,白及含有糖类、联苄类及其衍生物、菲类、二氢菲类、二氢菲呋喃类、联菲类、双菲醚类、甾体以及三萜等有效成分,主要有止血、免疫调节、促进伤口愈合、抗菌、抗炎、抗肿瘤、抗氧化、抗溃疡、促进造血、抗病毒等药理活性。

4. 胃肠化生

【临床意义】 胃肠化生是指胃黏膜上皮转变为含有帕内特细胞或杯状细胞的小肠或大肠黏膜上皮组织,肠上皮化生常常合并于慢性胃炎,特别是慢性萎缩性胃炎。随着胃镜检查的普及,通过对早期胃癌的大量研究,认为胃黏膜肠上皮化生与胃癌有密切关系。

【常用配伍】 预知子、莪术、白花蛇舌草。

【用药释义】 蔡以生认为胃肠化生多以脾胃虚弱为本,气滞、痰凝、湿热、瘀血、浊毒为标,虚实夹杂所致。故常用预知子疏肝补肾止痛,莪术行气消积,白花蛇舌草清热解毒。现代研究认为,莪术中主要含有挥发油类、姜黄素类、多糖类、甾醇类、酚酸类、生物碱类等成分,具有抗肿瘤作用,其机制与诱导肿瘤细胞凋亡以及抑制肿瘤在机体内发生发展有关。

5. 肠息肉

【临床意义】 肠息肉是各类慢性炎症造成肠道黏膜局部的增生及肥厚,从而形成黏膜隆起样病变。为消化系统中常见的疾病,其中腺瘤性息肉是癌前病变。

【常用配伍】 生薏苡仁、炒白芥子、海藻。

【用药释义】 蔡以生认为肠息肉多因脾虚寒湿,为寒浊、湿邪、痰浊、瘀血引起的瘀血、痰浊互结所致。故常用生薏苡仁健脾渗湿;炒白芥子温中散寒,通络止痛;海藻软坚散结,消痰利水。现代研究认为,薏苡仁提取液有抑制癌症效果,对于炎症疾病的治疗以及疼痛的缓解具有一定的作用,其抗炎作用可能与薏苡仁降低血管通透性、减少炎性渗出以及干预 IKK/NF-κB 信号通路,降低多种炎症因子分泌水平有关。

七、骨密度检查异常

 骨量减少

【临床意义】 骨密度是骨骼强度的一个重要指标,可反映骨质疏松程度。

【常用配伍】 骨碎补、补骨脂。

【用药释义】 蔡以生认为骨量减少多因肝肾亏虚,髓枯筋痿所致。因肝藏血主筋,肾藏精生髓,故常用骨碎补、补骨脂以补肾强骨。现代研究认为,骨碎补能部分改善由于力学应力线改变造成的关节软骨的退行性变,从而降低骨关节病变率;补骨脂酚通过碱性磷酸酶、钙离子浓度、血清雌二醇浓度和骨钙化物质密度,降低无机磷等途径降低更年期骨丢失。

八、冠状动脉造影检查异常

冠状动脉狭窄

【临床意义】 冠状动脉狭窄,需行冠状动脉造影确定狭窄程度。冠状动脉狭窄以管腔狭窄程度分为 4 级:Ⅰ级病变,管腔面积缩小 1%～25%;Ⅱ级病变,管腔面积缩小 26%～50%;Ⅲ级病变,管腔面积缩小 51%～75%;Ⅳ级病变,管腔面积缩小 76%～100%。当 1 支或 1 支以上主要冠状动脉(指左冠状动脉主干、前降支、回旋支、右冠状动脉)狭窄程度达到Ⅲ级,诊断为冠心病。

【常用配伍】 瓜蒌、薤白、桃仁。

【用药释义】 蔡以生认为冠状动脉狭窄多因痰浊、血瘀、气滞、寒凝等互结所致。故常用瓜蒌宽胸散结;薤白通阳散结,行气导滞;桃仁活血祛瘀。现代药理研究认为,瓜蒌皮水煎剂对药物诱发的心律失常有一定的抑制作用,实验表明瓜蒌皮水煎剂提前腹腔注射,能预防氯化钙诱发的大鼠室颤,亦可明显提高哇巴因诱发豚鼠室性心动过速的阈剂量,能使乌头碱诱发的大鼠心律失常的潜伏期延长,但统计学上无显著差异;瓜蒌皮水煎剂给正常麻醉大鼠腹腔注射,能明显延长心电图的 P-R、Q-T、R-R 间期。

第四章　临床常用中药

一、解　表　药

1. 麻黄

【性味归经】　辛、微苦,温。归肺、膀胱经。

【常用剂量】　3～10 g。

【主要功效】　发汗散寒,宣肺平喘,利水消肿。

【中药印象】　常用以抗过敏、止痛,亦可治遗尿、汗闭、低血压等。与桂枝同用,可开宣肺气,发散风寒;与附子、细辛同用,可发散风寒,温肾助阳;与杏仁、甘草同用,可疏风宣肺,止咳平喘;与细辛、干姜同用,可温肺止咳平喘;与石膏、杏仁同用,可辛凉宣泄,清肺平喘;与甘草同用,可和中补脾,宣肺利水;与生姜、白术同用,可疏风泄热,利水消肿。

2. 桂枝

【性味归经】　辛、甘,温。归心、肺、膀胱经。

【常用剂量】　3～12 g。

【主要功效】　发汗解肌,温通经脉,助阳化气,平冲降气。

【中药印象】　主要用于温阳解表,化饮利水退热,振奋心阳。与麻黄同用,可开宣肺气,发散风寒;与附子、甘草同用,可散寒除痹;与黄芪、白芍同用,可益气补血;与白芍、饴糖同用,可和中缓急止痛;与当归、川芎、吴茱萸同用,可暖肝活血,调经止痛;与瓜蒌、薤白同用,可温通心阳,化痰开胸;与白术、茯苓同用,可补益心脾,化湿利水;与茯苓、泽泻同用,可温阳化气,利水渗湿;与炙甘草、人参、阿胶同用,可补气养血,通阳复脉。

3. 防风

【性味归经】 辛、甘,温。归膀胱、肝、脾经。

【常用剂量】 10 g。

【主要功效】 解表祛风,胜湿,止痉。

【中药印象】 该药不仅是治疗感冒的常用药,凡一切外风、内风都可用之。名方"玉屏风散"便以防风为主。与薄荷、连翘、黄芩同用,可清热解表;与荆芥同用,可散寒解表;与荆芥、大黄、连翘同用,可解表攻下;与荆芥、苦参、当归同用,可祛风燥湿和血;与羌活同用,可祛风散寒,蠲痹止痛;与羌活、细辛、苍术同用,可解表胜湿;与白芷、川芎、蔓荆子同用,可祛风止痛;与天麻、天南星、白附子同用,可祛风止痉;与陈皮、白芍、白术同用,可疏肝健脾,缓急止疼。

4. 辛夷

【性味归经】 辛,温。归肺、胃经。

【常用剂量】 3～10 g。

【主要功效】 散风寒,通鼻窍。

【中药印象】 常用于治疗各种鼻炎、抗菌、抗病毒。与白芷、防风同用,可祛风解表,通窍止痛;与白芷、细辛同用,可散寒通窍;与薄荷、黄芩、知母同用,可清肺通窍;与山栀、黄芩、升麻同用,可疏风清热,升清通窍;与连翘、黄连、野菊花同用,可清热解毒通窍。

5. 蝉蜕

【性味归经】 甘,寒。归肺、肝经。

【常用剂量】 3～9 g。

【主要功效】 散风除热,利咽,透疹,退翳,解痉。

【中药印象】 凡属过敏性疾病,皮肤病有瘙痒、脱屑者,有肌肉痉挛抽搐者必定使用。解痉止痛,用量 30 g 以上。与薄荷、连翘同用,可发散风热;与胖大海同用,可宣肺利咽;与薄荷、紫草同用,可疏散风热,透疹止痒;与防风、荆芥、苦参同用,可祛风清热,除湿止痒;与薄荷、钩藤同用,可清热止惊;与牛黄、黄连、僵蚕同用,可祛风止痉;与天麻、僵蚕、全蝎同用,可祛风止痉,治疗破伤风。

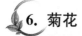

6. 菊花

【性味归经】 甘、苦,微寒。归肺、肝经。

【常用剂量】 5~10 g。

【主要功效】 散风清热,平肝明目,清热解毒。

【中药印象】 临床上分白菊、黄菊、野菊三种。功效有异,肝阳头晕用白菊花,感冒头痛用黄菊花,发热等感染性疾病应选用野菊花。与桑叶、薄荷同用,可疏散风热;与桑叶、夏枯草同用,可清肝明目;与枸杞子、熟地黄同用,可养肝明目;与石决明、白芍、钩藤同用,可平抑肝阳;与金银花、甘草同用,可清热解毒,治疗疔毒。

7. 柴胡

【性味归经】 苦,微寒。归肝、胆经。

【常用剂量】 6~12 g。

【主要功效】 和解表里,疏肝,升阳。

【中药印象】 临床应用柴胡主要基于两大功效,疏肝理气和清热降温。清热降温可用于各种发热,有退热效果;疏肝理气则用于肝胆疾病、胃肠病症,还能升举阳气。与黄芩、半夏同用,可和解少阳;与葛根、黄芩同用,可疏散退热;与当归、白芍同用,可疏肝解郁,养血调经;与香附、川芎同用,可行气疏肝,活血止痛;与升麻、黄芪同用,可补气升阳;与黄芩、常山、草果同用,可清胆退热截疟。

8. 升麻

【性味归经】 辛、微甘,微寒。归肺、脾、胃、大肠经。

【常用剂量】　3～10 g。

【主要功效】　发表透疹,清热解毒,升举阳气。

【中药印象】　此品可升举内脏、抗过敏,亦常用于治疗气虚发热。与石膏、黄芩、白芷同用,可疏散风热,清热止痛;与苍术、薄荷同用,可疏风清热,燥湿止痛;与葛根、白芍同用,可宣毒透疹;与黄连、石膏同用,可清胃解毒;与桔梗、玄参同用,可疏散风热,利咽散结;与黄芩、黄连、玄参同用,可清热解毒,疏风散邪;与蒲公英、金银花、连翘同用,可清热解毒疗疮;与大青叶、石膏同用,可清热解毒,凉血消斑;与柴胡、黄芪同用,可补中益气,升阳举陷;与人参、黄芪同用,可补气摄血。

9. 葛根

【性味归经】　甘、辛,凉。归脾、胃、肺经。

【常用剂量】　15～30 g。

【主要功效】　解肌退热,生津止渴,透疹,升阳止泻,通经活络,解酒毒。

【中药印象】　临床应用葛根主要治疗颈椎病、糖尿病、胃肠型感冒,膏方中应用葛根多用以预防心梗、脑梗和肿瘤等。与柴胡、石膏同用,可疏风散热,清解暑热;与麻黄、桂枝同用,可发汗解表,升津舒筋;与升麻、芍药同用,可透发麻疹;与芦根、天花粉同用,可清热生津止渴;与天花粉、麦冬同用,可养阴生津;与黄芩、黄连同用,可清热止泻;与党参、白术、茯苓同用,可健脾止泻。

二、清 热 药

1. 石膏

【性味归经】　甘、辛,大寒。归肺、胃经。

【常用剂量】　15～60 g。

【主要功效】　清热泻火,除烦止渴。

【中药印象】　此品可降温退热,无论虚热、内热均有效,且能补钙、生津、降血糖、凉血,常用以治疗血热引起的皮肤瘙痒、斑疹。与知母同用,可清热泻火;与玄参、牡丹皮、栀子同用,可解毒化斑,气血两清;与麻黄、杏仁、甘草同用,可辛凉宣泄,清肺平喘;与升麻、地骨皮同用,可清胃泻火;与知母、牛膝同用,可清胃热,滋肾阴;与升药为伍外用,可敛疮生肌;与黄柏、枯矾为伍外用,可清热收湿;与青黛、黄柏为伍外用,可治水火烫伤。

2. 知母

【性味归经】 苦、甘,寒。归肺、胃、肾经。

【常用剂量】 6~12 g。

【主要功效】 清热泻火,生津润燥。

【中药印象】 既滋阴降火又清热解毒,清热性介于石膏、黄柏、生地之间,三药经常相伍为用。与石膏同用,可清热泻火;与贝母、黄芩、桑白皮同用,可清肺润燥,化痰止咳;与贝母同用,可滋阴清肺,止咳化痰;与葛根、天花粉、五味子同用,可滋阴润燥,生津止渴;与黄柏同用,可滋阴降火;与龟甲、黄柏、熟地黄同用,可滋肾阴,退虚热。

3. 淡竹叶

【性味归经】 甘、淡,寒。归心、胃、小肠经。

【常用剂量】 6~10 g。

【主要功效】 清热泻火,除烦止渴,利尿通淋。

【中药印象】 主要用于发热性疾病和尿路感染的治疗,也可治疗口疮,以及用来制作药膳。与石膏、芦根、知母同用,可泻心火,除烦渴;与木通、生地黄、甘草同用,可清心降火,渗湿利尿;与车前子、栀子、海金沙同用,可清热利尿通淋。

4. 夏枯草

【性味归经】 辛、苦,寒。归肝、胆经。

【常用剂量】 9~15 g。

【主要功效】 清肝泻火,明目,散结,消肿。

【中药印象】　主要用于乳腺增生或肿大、甲状腺疾病、肺结节、淋巴结肿大、高血压病及肿瘤的治疗。与菊花、决明子同用，可清肝明目；与当归、生地黄、白芍同用，可补血养肝明目；与贝母、香附同用，可清热散结，治疗瘰疬；与昆布、玄参同用，可清热散结，治疗瘿瘤。

5. 决明子

【性味归经】　甘、苦、咸，微寒。归肝、大肠经。

【常用剂量】　15～30 g。

【主要功效】　清热明目，润肠通便。

【中药印象】　可降脂减肥、保护视力，大多炒用，炒用 10～30 g，或泡水当茶饮。与菊花、青葙子同用，可清肝明目；与山茱萸、沙苑子、枸杞子同用，可补肝肾，明目；与菊花、钩藤、生牡蛎同用，可泻肝火，平肝阳；与瓜蒌子、郁李仁同用，可润肠通便。

6. 黄芩

【性味归经】　苦，寒。归肺、胆、脾、大肠、小肠经。

【常用剂量】　3～10 g。

【主要功效】　清热燥湿，泻火解毒，止血，安胎。

【中药印象】　常应用于上呼吸道感染、过敏性鼻炎、肝胆疾病，是治疗急慢性疾病、过敏性疾病的重要药物。与滑石、白豆蔻同用，可清热燥湿；与茵陈蒿、栀子同用，可利湿退黄；与葛根、黄连同用，可清热止泻；与木通、白茅根、车前子同用，可清热燥湿，利尿通淋；与瓜蒌、枳实、胆南星同用，可清热化痰；与栀子、大黄、薄荷同用，可清热泻火；与柴胡同用，可和解少阳；与连翘、金银花同用，可清热解毒，利咽消肿；与白术同用，可补脾统血，清热安胎。

7. 黄连

【性味归经】　苦，寒。归心、脾、胃、肝、胆、大肠经。

【常用剂量】　3～6 g。

【主要功效】　清热燥湿，泻火解毒。

【中药印象】　主要用于慢性胃炎、消化性溃疡、慢性肠炎、胆囊炎、幽门螺杆菌阳性、神经官能症、更年期综合征的治疗，亦用于顽固性心律失常、糖尿病。与半夏、干姜同用，可辛开苦降，和胃除痞；与木香同用，可清热化湿，行气止痛；与黄芩、葛根、甘草同用，可清热止泻；与白头翁、黄柏、秦皮同用，可清热解毒，凉血止痢；与黄芩、黄柏、栀子同用，可泻火解毒；与白芍、阿胶同用，可养阴清热；与肉桂同用，可交通心肾；与半夏、橘皮、竹茹同用，可清热化痰止呕；与吴茱萸同用，可清泻肝火，和胃止痛；与大黄、黄芩同用，可泻火凉血。

8. 黄柏

【性味归经】　苦，寒。归肾、膀胱经。

【常用剂量】　3～10 g。

【主要功效】　清热燥湿，泻火除蒸，解毒疗疮。

【中药印象】　可治疗泌尿系统感染，是中药中的抗感染药。知、柏同用加二仙汤是治疗更年期综合征必用之平衡阴阳之剂。与车前子、白果同用，可清热燥湿止带；与木通、滑石同用，可清热燥湿，利尿通淋；与牛膝、苍术同用，可清热燥湿，除痹止痛；与白头翁、黄连、秦皮同用，可清热解毒，凉血止痢；与栀子、甘草同用，可清热利湿退黄；与黄连、栀子同用，可泻火解毒疗疮；与苦参、荆芥同用，可清热燥湿止痒；与知母、生地黄同用，可泻相火，退虚热。

9. 连翘

【性味归经】　苦，微寒。归肺、心、小肠经。

【常用剂量】　20 g。

【主要功效】　清热解毒，消肿散结。

【中药印象】　可治疗感染性疾病，有抗病毒、抗过敏作用。与地肤子、蝉衣、白蒺藜、生槐米等配伍可用于紫癜、荨麻疹、过敏性皮炎的治疗；与蒲公英、皂角刺、穿山甲同用，可清热透脓；与天花粉、金银花同用，可清热排脓；与夏枯草、玄参、浙贝母同用，可清热散结，治疗瘰疬；与金银花、薄荷、牛蒡子同用，可清热解毒，疏风透热；与黄连、生地黄、麦冬同用，可清营解毒，透热养阴；与莲子心同用,可清心泻火。

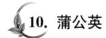

10. 蒲公英

【性味归经】　苦、甘,寒。归肝、胃经。

【常用剂量】　15～50 g。

【主要功效】　清热解毒,消肿散结,利尿通淋。

【中药印象】　主要用于治疗慢性胃炎、胆汁反流性胃炎、胃及十二指肠溃疡、幽门螺杆菌阳性等,亦可治疗肝胆疾病、胰腺炎症以及急性乳腺炎(鲜品佳)和上呼吸道感染。与金银花、紫花地丁、野菊花同用,可清泄热毒;与全瓜蒌、连翘同用,可解毒消痈,治疗乳痈;与大黄、牡丹皮同用,可解毒消痈,治疗肠痈;与鱼腥草、芦根、冬瓜仁同用,可解毒消痈排脓,治疗肺痈;与金钱草、车前子同用,可清热利尿通淋;与茵陈蒿、栀子、大黄同用,可清热利湿退黄。

11. 鱼腥草

【性味归经】　辛,微寒。归肺经。

【常用剂量】　30 g。

【主要功效】　清热解毒,消痈排脓,利尿通淋。

【中药印象】　主要治疗呼吸道感染。与桔梗、芦根、薏苡仁同用,可清泻肺热,消痈排脓;与桑白皮、贝母、瓜蒌同用,可清热化痰;与蒲公英、野菊花、连翘同用,可清热解毒,消肿散痈;与车前子、海金沙、金钱草同用,可清热利尿通淋。

12. 土茯苓

【性味归经】　甘、淡,平。归肝、胃经。

【常用剂量】　15～60 g。

【主要功效】　解毒,除湿,通利关节。

【中药印象】　主要用于排尿酸、消蛋白尿,可治疗妇女 HPV 感染等疾病以及口腔、阴部溃疡、皮肤病。与木瓜、薏苡仁同用,可解毒利湿,通利关节,治疗梅毒伴肢体拘挛;与木通、车前子、海金沙同用,可清热利尿通淋;与黄柏、苦参同用,可清热燥湿止带;与地肤子、蛇床子、白鲜皮同用,可解毒燥湿止痒。

13. 射干

【性味归经】 苦,寒。归肺经。

【常用剂量】 3~10 g。

【主要功效】 清热解毒,消痰,利咽。

【中药印象】 用于治疗咽痒干咳,常合用蝉衣,单用对治乳糜尿亦有效。与升麻、玄参、马勃同用,可清热利咽;与黄芩、桔梗、甘草同用,可清热利咽;与桑白皮、马兜铃、桔梗同用,可清热祛痰;与细辛、麻黄同用,可温肺化饮,下气祛痰。

14. 生地黄

【性味归经】 甘,寒。归心、肝、肾经。

【常用剂量】 10~30 g。

【主要功效】 清热凉血,养阴,生津。

【中药印象】 生地黄是一味对人体有全方位治疗和保健作用、治病求本的药物。膏方中几乎必用,应用时要防止"甘寒呆胃,养阴助湿"。与玄参、金银花、黄连同用,可清营解毒,透热养阴;与青蒿、鳖甲、知母同用,可养阴透热;与荷叶、艾叶、侧柏叶同用,可凉血止血;与赤芍、紫草、玄参同用,可清热凉血;与南沙参、麦冬同用,可清热养阴,生津润燥;与山药、黄芪同用,可益气养阴;与葛根、天花粉、五味子同用,可养阴生津;与玄参、麦冬同用,可增水行舟。

15. 玄参

【性味归经】 甘、苦、咸,微寒。归肺、胃、肾经。

【常用剂量】　10～30 g。

【主要功效】　清热凉血,滋阴降火,解毒散结。

【中药印象】　本品是治疗热证、扁桃腺炎、咽炎、眼炎、血管炎、淋巴结肿大、糖尿病和高血压的常用药。与生地黄、连翘同用,可清新解毒,凉血养阴;与莲子心、淡竹叶同用,可清心泻火;与石膏、知母同用,可气血两清;与连翘、板蓝根同用,可清热解毒利咽;与牡蛎、贝母同用,可化痰软坚,治疗瘰疬痰核;与金银花、当归、甘草同用,可清热解毒,活血止痛,治疗脱疽;与百合同用,可润肺止咳;与地骨皮同用,可滋阴退热;与麦冬、五味子同用,可养阴生津;与生地黄、麦冬同用,可增液行舟。

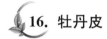

16. 牡丹皮

【性味归经】　苦、辛,微寒。归心、肝、肾经。

【常用剂量】　6～12 g。

【主要功效】　清热凉血,活血化瘀。

【中药印象】　治疗过敏性紫癜或血小板减少性紫癜均可使用,高血压和过敏性鼻炎亦可用该药。与生地黄、赤芍同用,可清热凉血;与青蒿、鳖甲同用,可清透阴分伏热;与丹参、当归同用,可活血调经;与桂枝、茯苓同用,可活血化瘀消癥;与乳香、没药同用,可活血止痛;与金银花、蒲公英同用,可清热解毒疗疮;与大黄、桃仁同用,可清热散瘀,治疗肠痈。

17. 赤芍

【性味归经】　苦,微寒。归肝经。

【常用剂量】　6～30 g。

【主要功效】　清热凉血,散瘀止痛。

【中药印象】　主要用于急性肝损伤、肝硬化、冠心病、肺心病以及皮肤病,取其凉血化瘀之功效。与牡丹皮同用,可清泄血分郁热;与生地黄同用,可清热凉血;与益母草、丹参同用,可活血通经;与桂枝、茯苓同用,可活血祛瘀消癥;与乳香、没药同用,可活血止痛;与金银花、黄连同用,可清热凉血,解毒消痈;与菊花、夏枯草同用,可清肝明目。

三、祛风湿药

1. 丝瓜络

【性味归经】 甘,平。归肺、胃、肝经。

【常用剂量】 10 g。

【主要功效】 通络,活血,祛风。

【中药印象】 多用于乳腺疾病。与防风、秦艽、鸡血藤同用,可祛风活血通络;与柴胡、郁金、白芍同用,可疏肝解郁,通络止痛;与瓜蒌、薤白、橘络同用,可化痰通络;与蒲公英、金银花、浙贝母同用,可清热解毒散结;与漏芦、路路通、王不留行同用,可下乳。

2. 金雀根

【性味归经】 甘,微温。归肺、脾经。

【常用剂量】 15～30 g。

【主要功效】 祛风湿,活血。

【中药印象】 主要用于治疗失眠和慢性肾病。与五加皮、木瓜、桑枝同用,可祛风胜湿除痹;与首乌藤同用,可养血安神。

四、化 湿 药

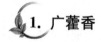

1. 广藿香

【性味归经】 辛,微温。归脾、胃、肺经。

【常用剂量】 15 g。

【主要功效】 芳香化浊,和中止呕,发表解暑。

【中药印象】 为脾虚湿滞、夏季感冒的常用药。治疗恶心、妊娠恶心,止呕一般用藿梗。与苍术、厚朴同用,可醒脾健胃;与紫苏、厚朴、半夏同用,可化湿解暑；与白豆蔻、杏仁、黄芩同用，可清三焦湿热；与黄芩、滑石、茵陈蒿同用，可清热利湿。

2. 佩兰

【性味归经】　辛，平。归脾、胃、肺经。

【常用剂量】　15 g。

【主要功效】　芳香化湿，醒脾开胃，发表解暑。

【中药印象】　可治疗暑热感冒，症见全身困倦不适、胸腹闷胀、舌苔厚腻。与藿香、苍术、厚朴同用，可化湿和中；与黄芩、滑石、栀子同用，可清脾经湿热；与藿香、荷叶、青蒿同用，可化湿解暑；与藿香、滑石、薏苡仁同用，可清热利湿。

3. 苍术

【性味归经】　辛、苦，温。归脾、胃、肝经。

【常用剂量】　10～15 g。

【主要功效】　燥湿健脾，祛风散寒，明目。

【中药印象】　苍术是健脾燥湿的代表药。是治疗脾胃病、脾虚湿滞、舌苔厚腻的常用中药。与厚朴、陈皮同用，可燥湿健脾；与陈皮、茯苓、生姜皮同用，可温化痰饮；与黄连、黄芩、滑石同用，可清热利湿；与白术、茯苓、芡实同用，可健脾化湿止带；与羌活、独活、威灵仙同用，可祛风除湿；与黄柏，或石膏、知母同用，可清热燥湿；与防风、羌活、独活同用，可祛风散寒，解表胜湿；与荆芥、防风、金银花同用，可疏散风热，解表胜湿；与羊肝、猪肝同用，可养肝明目，治疗夜盲症。

4. 砂仁

【性味归经】　辛，温。归脾、胃、肾经。

【常用剂量】　3～9 g。

【主要功效】　化湿开胃，温脾止泻，理气安胎。

【中药印象】　主要用于调节胃肠功能，可除胀气、平恶心，若伍以黄柏，可治疗口腔溃疡。与厚朴、枳实、陈皮同用,可化湿醒脾,行气温中;与木香、人参、白术同用,可益气健脾,温中化湿;与干姜、附子、炒白术同用,可开胃止呕,温脾止泻;与生姜、陈皮、竹茹同用,可理气化痰止呕,治疗妊娠恶阻;与苏梗、陈皮、香附同用,可行气安胎;与人参、白术、黄芪同用,可益气健脾安胎。

五、利 水 渗 湿 药

1. 茯苓

【**性味归经**】　甘、淡,平。归心、肺、脾、肾经。

【**常用剂量**】　15～30 g。

【**主要功效**】　利水渗湿,健脾宁心。

【**中药印象**】　该药用途广泛,但主要用于治疗水肿、脾胃病、痰饮病,扶正抗癌。与猪苓、白术、泽泻同用,可利水消肿;与附子、白术、生姜同用,可温阳利水;与滑石、猪苓、泽泻同用,可养阴清热利水;与人参、白术、甘草同用,可益气健脾;与桂枝、白术、甘草同用,可温阳化饮,健脾利湿;与人参、白术、山药同用,可健脾渗湿止泻;与黄芪、远志、当归同用,可益气补血,健脾养心;与桂枝、白术、生姜同用,可温中化饮,通阳利水。

2. 泽泻

【**性味归经**】　甘,寒。归肾、膀胱经。

【**常用剂量**】　10～30 g。

【**主要功效**】　利小便,清湿热。

【**中药印象**】　多用于治疗各种眩晕症,大剂量还可降脂、利水、减肥。与茯苓、猪苓、白术同用,可健脾止泻,利水除湿;与桑白皮、槟榔、赤茯苓同用,可利水消肿,治疗妊娠浮肿;与白术同用,可利水除饮,健脾制水;与龙胆草、车前子、木通同用,可泄热燥湿止带;与熟地黄、山茱萸、山药同用,可泻相火,养真阴。

3. 薏苡仁

【性味归经】　甘、淡,凉。归脾、胃、肺经。

【常用剂量】　9～60 g。

【主要功效】　利水渗湿,健脾止泻,除痹,排脓,解毒散结。

【中药印象】　多用于治疗胃肠息肉,特别是肠道多发性、反复发作的息肉,可抑制腺瘤生长、抗癌,亦可治疗扁平疣和粉刺。与茯苓、泽泻、猪苓同用,可利尿消肿;与茯苓、白术、黄芪同用,可健脾益气,利水渗湿;与党参、白术、山药同用,可健脾益气,渗湿止泻;与苇茎、冬瓜仁、桃仁同用,可清热排脓,治疗肺痈;与附子、败酱草同用,可清热排脓,治疗肠痈;与桂枝、苍术、当归同用,可渗湿除痹;与防己、滑石、栀子同用,可清热除湿,宣痹通络;与竹叶、滑石、通草同用,可辛凉解表,淡渗利湿;与麻黄、杏仁、炙甘草同用,可发汗解表,祛风除湿;与粳米同用,可除痹消肿;与杏仁、白豆蔻、滑石同用,可宣畅气机,清利湿热。

4. 冬瓜皮

【性味归经】　甘,凉。归脾、小肠经。

【常用剂量】　9～30 g。

【主要功效】　利尿消肿。

【中药印象】　主要用于不明原因的全身浮肿、皮肤肿胀不适、小便不利的治疗。与茯苓、猪苓、泽泻同用,可利水消肿;与西瓜皮同用,可清热解暑;与薏苡仁、滑石、扁豆花同用,可清热解暑。

5. 玉米须

【性味归经】　甘,平。归肾、胃、肝、胆经。

【常用剂量】　15～30 g。

【主要功效】　利水消肿,降血压。

【中药印象】　常用于治疗下消、泡沫尿、乳糜尿、慢性肾病蛋白尿、浮肿、胖人高血压、高血脂、前列腺肥大。与冬瓜皮、车前子同用,可利水消肿;与金钱草、海金沙、车前子同用,可利尿通淋;与金钱草、茵陈蒿、栀子同用,可利胆退黄。

6. 瞿麦

【性味归经】 苦,寒。归心、小肠经。

【常用剂量】 9～15 g。

【主要功效】 利尿通淋,活血通经。

【中药印象】 常用于治疗尿路感染和结石,特别是用于囊肿的治疗,值得临床进一步观察研究。与木通、车前子、萹蓄同用,可清热利尿通淋;与益母草同用,可活血通经。

7. 地肤子

【性味归经】 辛、苦,寒。归肾、膀胱经。

【常用剂量】 10～30 g。

【主要功效】 清热利湿,祛风止痒。

【中药印象】 《千金方》首方即"地肤子汤",临床主要用于皮肤病和湿热下注之淋证的治疗。地肤子与木通、瞿麦同用,可清热利湿通淋;与黄柏、蝉蜕、白鲜皮同用,可燥湿止痒;与苦参、蛇床子、龙胆为伍外用,可清热利湿止痒。

8. 金钱草

【性味归经】 甘、咸,微寒。归肝、胆、肾、膀胱经。

【常用剂量】 15～60 g。

【主要功效】 清利湿热,通淋,消肿。

【中药印象】 为排结石的首选中药。与茵陈蒿、栀子、虎杖同用,可清热利湿退黄;与海金沙、鸡内金、滑石同用,可利尿通淋排石;与车前子、萹蓄、瞿麦同用,可清热利湿通淋;与金银花、蒲公英、白花蛇舌草为伍外用,可清热解毒消肿。

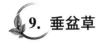

9. 垂盆草

【性味归经】　甘、淡,凉。归肝、胆、小肠经。

【常用剂量】　15～30 g。

【主要功效】　清利湿热,解毒。

【中药印象】　临床主要治疗各型肝炎,被证实有保肝降酶作用,可与疏肝、柔肝、健脾等药同用。与金钱草、茵陈蒿、栀子同用,可清热利湿退黄。

六、理 气 药

1. 陈皮

【性味归经】　苦、辛,温。归肺、脾经。

【常用剂量】　3～10 g。

【主要功效】　理气健脾,燥湿化痰。

【中药印象】　可治疗消化道疾病,症见胀满、纳呆、疼痛、恶心欲吐等,可以和胃理气,除胀止痛,止咳化痰。冬令膏方中二陈汤是必用方。与枳壳、木香同用,可行气止痛,健脾和中;与苍术、厚朴同用,可燥湿运脾,行气和胃;与党参、茯苓、白术同用,可益气补中,理气健脾;与白术、白芍、防风同用,可调和肝脾,祛湿止泻;与半夏、茯苓同用,可燥湿化痰,理气和中;与干姜、甘草、杏仁同用,可宣肺散寒,化痰止咳;与生姜同用,可行气止呕。

2. 青皮

【性味归经】　苦、辛,温。归肝、胆、胃经。

【常用剂量】　3～10 g。

【主要功效】　疏肝破气,消积化滞。

【中药印象】　常用于治疗乳腺增生、乳腺结节、肺结节、甲状腺结节、乳房胀痛和痛经,亦常用于肝郁脾胃气滞实证。与柴胡、郁金同用,可疏肝理气;与柴胡、浙贝母、橘叶同用,可理气散结;与瓜蒌、金银花、蒲公英同用,可疏肝理气,清热消痈,治疗乳痈初起;与橘核、乌药、小茴香同用,可行气疏肝,散寒止痛,治疗疝气;与山楂、麦芽、神曲同用,可消积化滞;与木香、槟榔同用,可行气化滞;与莪术、枳实、大黄同用,可行气化滞;与三棱、莪术、丹参同用,可破气散结。

3. 枳实

【性味归经】　苦、辛、酸,微寒。归脾、胃经。

【常用剂量】　3～20 g。

【主要功效】　破气消积,化痰散痞。

【中药印象】　常用于治疗内脏下垂、大便不畅,急慢性胃炎、胰腺炎、腹部胀痛亦常选用之。与山楂、神曲、麦芽同用,可消积导滞;与厚朴、大黄同用,可行气破结,泻热通便;与白术同用,可消补兼施,健脾消痞;与大黄、黄连同用,可泻热除湿,消积导滞;与薤白、瓜蒌、桂枝同用,可通阳散结,祛痰下气;与黄连、瓜蒌、半夏同用,可清热化痰散结;与半夏曲、黄连、人参同用,可消痞除满,健脾和胃;与黄芪、人参、柴胡同用,可补气升阳。

4. 枳壳

【性味归经】　苦、辛、酸,微寒。归脾、胃经。

【常用剂量】　10～20 g。

【主要功效】　理气宽中,行滞消胀。

【中药印象】　多用于治疗胃脘胀满、肝郁气滞、慢性肝病、胆囊炎、胆石症。若胆石症症见隐痛,常选用此药。与白术、香附、槟榔同用,可消胀除痞;与柴胡、香附、赤芍同用,可疏肝解郁。

5. 木香

【性味归经】　辛、苦,温。归脾、胃、大肠、三焦、胆经。

【常用剂量】　3～12 g。

【主要功效】　行气止痛，健脾消食。

【中药印象】　常用于胃胀痛、腹痛、腹胀不适、纳谷不香的治疗。与砂仁、藿香同用，可行气调中；与陈皮、党参、白术同用，可益气健脾，温中化湿；与槟榔、枳实同用，可行气导滞；与黄连同用，可清热化湿，行气止痛；与郁金、柴胡同用，可疏肝理气；与茵陈蒿、大黄同用，可清热利胆。

6. 香附

【性味归经】　辛、微苦、微甘，平。归肝、脾、三焦经。

【常用剂量】　6~10 g。

【主要功效】　行气解郁，调经止痛。

【中药印象】　为妇科痛经的必用药，胃脘痛、肝郁气滞均可使用。与柴胡、白芍同用，可疏肝解郁；与高良姜同用，可温胃理气；与乌药、小茴香同用，可行气疏肝，散寒止痛，治疗疝气；与当归、柴胡、川芎同用，可疏肝理气，调经止痛；与橘核、青皮同用，可理气散结。

7. 佛手

【性味归经】　辛、苦、酸，温。归肝、脾、胃、肺经。

【常用剂量】　3~10 g。

【主要功效】　疏肝理气，和胃止痛，燥湿化痰。

【中药印象】　是治疗胃痛和恶心的常用药，可治胃、治胆、护胃气，且冬令膏方可加入陈皮以护胃醒胃。与柴胡、香附、郁金同用，可疏肝解郁，行气止痛；与木香、砂仁、陈皮、枳壳同用，可舒肝和胃；与砂仁、陈皮、白术同用，可理气和中；与半夏、瓜蒌皮、橘红同用，可燥湿化痰。

8. 预知子

【性味归经】　苦，寒。归肝、胆、胃、膀胱经。

【常用剂量】　3~10 g。

【主要功效】　疏肝理气，活血止痛，散结，利尿。

【中药印象】　常用于治疗各种结节,如淋巴结节、甲状腺结节、乳腺结节等;亦用于治疗肿瘤,如消化道癌、肝癌等。与莪术同用,可行气消痞,治疗慢性胃炎伴肠化生。

七、消 食 药

1. 山楂

【性味归经】　酸、甘,微温。归脾、胃、肝经。

【常用剂量】　9～20 g。

【主要功效】　消食健胃,行气散瘀,化浊降脂。

【中药印象】　是民间常食之品,主要用于消食降脂,可治疗高脂血症、脂肪肝、冠心病、胆囊炎、胆石症。与神曲、炒麦芽同用,可消积化滞;与陈皮、枳实、砂仁同用,可行气调中,消食化积;与人参、白术、茯苓同用,可健脾渗湿,消食导滞;与黄连、苦参同用,可清热燥湿止痢;与当归、川芎、益母草同用,可行气活血;与川芎、桃仁、红花同用,可行气散瘀;与当归尾、香附、红花同用,可行气活血,散瘀止痛;与橘核、荔枝核同用,可行气散结止痛,治疗疝气。

2. 麦芽

【性味归经】　甘,平。归脾、胃经。

【常用剂量】　30～50 g。

【主要功效】　行气消食,健脾开胃,回乳消胀。

【中药印象】　临床应用时,健脾助消化用生麦芽,回乳用炒麦芽。与谷芽、神曲、山楂同用,可消食化积;与党参、白术、陈皮同用,可健脾行气,和胃消食。

3. 莱菔子

【性味归经】　辛、甘,平。归肺、脾、胃经。

【常用剂量】　15～30 g。

【主要功效】 消食除胀,降气化痰。

【中药印象】 治疗慢性咳嗽的"三子养亲汤"中便以莱菔子降气化痰。此品亦可消积导滞,防治便秘,治疗老年肠梗阻;平肝降逆,治疗甲状腺功能亢进症和高血压病。与山楂、神曲、陈皮同用,可消食化积,行气除胀;与山楂、神曲、陈皮、白术同用,可健脾行气,攻补兼施;与白芥子、苏子同用,可降气化痰,止咳平喘。

八、止 血 药

1. 三七

【性味归经】 甘、微苦,温。归肝、胃经。

【常用剂量】 3～10 g。

【主要功效】 散瘀止血,消肿定痛。

【中药印象】 三七与人参均属于五加科植物,不仅能止血活血,还能强壮滋补。小剂量可补血、降血脂,大剂量则止血、散血。与花蕊石、血余炭同用,可化瘀止血;与当归、红花、土鳖虫同用,可活血疗伤。

2. 白及

【性味归经】 苦、甘、涩,微寒。归肺、肝、胃经。

【常用剂量】 10～20 g。

【主要功效】 收敛止血,消肿生肌。

【中药印象】 白及粉作为胃黏膜保护剂,其质胶黏,有良好的吸附及成膜作用,能保护胃肠道黏膜,保护创面。尤其是散剂加入白及后空腹吞服,既可增加其他药物在胃壁的吸附,使更好地发挥药效,又可成膜止血,起到弥补穿孔、控制出血、促进溃疡愈合的作用。白及与三七同用,可止血不留瘀;与枇杷叶、藕节、阿胶同用,可养阴润肺止血;与人参、黄芪同用,可益气摄血;与乌贼骨同用,可清胃泻火,收敛止血;与金银花、皂角刺、乳香为伍外用,可解毒消疮;与贝母、轻粉为伍外用,可去腐生肌敛疮。

3. 仙鹤草

【性味归经】 苦、涩,平。归心、肝经。

【常用剂量】 30 g。

【主要功效】 收敛止血,截疟,止痢,解毒。

【中药印象】 又称脱力草,常用于扶正、提精神,可治乏力、出血、心悸、咳嗽。与生地黄、牡丹皮同用,可凉血止血;与艾叶、党参同用,可补气摄血,温经止血;与地榆、铁苋菜同用,可凉血止痢;与大枣同用,可补虚强壮。

九、活血化瘀药

1. 川芎

【性味归经】 辛,温。归肝、胆、心包经。

【常用剂量】 3~10 g。

【主要功效】 活血行气,祛风止痛。

【中药印象】 川芎主要功效活血止痛,祛风止痛,调经止痛,公认为是一味与止痛有关的药物。同时具有解痉作用,对痉挛性腹痛治疗是有效的,但以头痛为主。与赤芍、桃仁同用,可行气活血;与桂心、当归同用,可温通血脉;与当归、桃仁同用,可养血祛瘀,温经止痛;与柴胡、香附同用,可疏肝理气;与丹参、桂枝、檀香同用,可活血化瘀,通脉止痛;与黄芪、地龙同用,可活血补气通络;与当归、皂角刺同用,可托毒透脓;与三七、乳香、没药同用,可活血消肿止痛;与白芷、细辛同用,可祛风解表止痛;与菊花、石膏同用,可疏风清热止痛;与羌活、藁本同用,可祛风胜湿止痛;与桃仁、麝香同用,可活血通窍止痛;与当归、熟地黄、白芍同用,可养血止痛;与独活、羌活同用,可祛风除痹。

2. 丹参

【性味归经】 苦,微寒。归心、肝经。

【常用剂量】　10～30 g。

【主要功效】　活血祛瘀,通经止痛,清心除烦,凉血消痈。

【中药印象】　丹参药性偏凉,性味平和,是开发应用最广泛的活血化瘀药。凡是有瘀滞,需活血化瘀,只要病证明确,均可配合使用。与红花、桃仁、益母草同用,可活血祛瘀,调经止痛;与檀香、砂仁同用,可活血行气止痛;与三棱、莪术同用,可活血消癥;与没药、当归同用,可活血和血止痛;与金银花、蒲公英同用,可凉血活血,清热消痈;与生地黄、玄参同用,可清热凉血;与酸枣仁、阿胶、人参同用,可益气养血,养心安神。

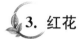

3. 红花

【性味归经】　辛,温。归心、肝经。

【常用剂量】　3~9 g。

【主要功效】　活血通经,散瘀止痛。

【中药印象】　主要用于预防和治疗脑梗死后遗症、冠心病胸闷。西红花与红花为不同植物,用药部位也不同,需加以区别,可用以制作高级药膳,作为保健使用。与桃仁、当归、川芎同用,可活血通经;与川芎、乳香同用,可活血止痛疗伤;与桂枝、瓜蒌、丹参同用,可活血通阳,开痹止痛;与三棱、莪术同用,可破血消癥;与当归、紫草、大青叶同用,可活血解毒,凉血消斑。

4. 桃仁

【性味归经】　苦、甘,平。归心、肝、大肠经。

【常用剂量】　10 g。

【主要功效】　活血祛瘀,润肠通便,止咳平喘。

【中药印象】　是活血化瘀之要药,是《伤寒论》活血化瘀方中使用频率最高的药物。与红花、当归同用,可活血调经;与川芎、炮姜同用,可活血祛瘀,温经止痛;与大黄、穿山甲同用,可活血祛瘀,止痛疗伤;与桂枝、牡丹皮同用,可活血化瘀消癥;与苇茎、冬瓜仁、鱼腥草同用,可清热解毒,活血消痈,治疗肺痈;与大黄、牡丹皮同用,可泻热破结,散结消肿,治疗肠痈;与火麻仁、郁李仁同用,可润肠通便;与杏仁同用,可止咳平喘。

5. 益母草

【性味归经】 苦、辛，微寒。归肝、心包、膀胱经。

【常用剂量】 9～30 g。

【主要功效】 活血调经，利尿消肿，清热解毒。

【中药印象】 主要用于治疗蛋白尿、高血压、浮肿，亦可活血调经。与当归、川芎、赤芍同用，可活血调经；与乳香、没药同用，可活血止痛疗伤；与白茅根、鱼腥草、泽兰同用，可活血利尿；与苦参、黄柏同用，可清热燥湿，消肿止痒。

6. 牛膝

【性味归经】 苦、甘、酸，平。归肝、肾经。

【常用剂量】 5～15 g。

【主要功效】 逐瘀通经，补肝肾，强筋骨，利尿通淋，引血下行。

【中药印象】 可引热下行、引药下行，常用于治疗腰痛、关节退行病变、骨质疏松等。与桃仁、红花、当归同用，可活血调经；与续断、红花、当归、乳香同用，可活血疗伤；与杜仲、续断同用，可补肝肾，强筋骨；与独活、桑寄生同用，可祛风湿，强筋骨；与黄柏、苍术同用，可清热燥湿，除痹止痛；与栀子、白茅根、代赭石同用，可引血下行，降火止血；与代赭石、龙骨、牡蛎同用，可平肝潜阳；与熟地黄、石膏、知母同用，可清胃滋阴降火；与冬葵子、瞿麦、滑石同用，可利尿通淋；与地黄、泽泻、车前子同用，可利水消肿。

7. 土鳖虫

【性味归经】 咸，寒，有小毒。归肝经。

【常用剂量】 3～10 g。

【主要功效】 破血逐瘀，续筋接骨。

【中药印象】 常用于颈椎、腰椎病变，特别是腰椎退行性病变引起的疼痛，无论新伤、久伤、内伤、外伤均可使用。与自然铜、骨碎补、乳香同用，可活血疗伤；与杜仲、续断同用，可强壮筋骨；与大黄、桃仁同用，可活血通经；与水蛭、虻虫同用，可活血破瘀，通经消癥；与鳖甲、桃仁、柴胡同用，可化瘀消癥。

8. 骨碎补

【**性味归经**】　苦,温。归肝、肾经。

【**常用剂量**】　3～15 g。

【**主要功效**】　疗伤止痛,补肾强骨。

【**中药印象**】　主要用于治疗关节疼痛、骨质增生、疏松性颈腰椎病变,可以降血脂、保肝、解药毒。与自然铜、没药、龟板同用,可活血止痛,续筋接骨；与补骨脂、牛膝同用,可补肝肾,强筋骨；与熟地黄、山茱萸同用,可补益肝肾,固齿聪耳；与肉豆蔻、山药同用,可温肾散寒,涩肠止泻。

9. 刘寄奴

【**性味归经**】　苦,温。归经。

【**常用剂量**】　15 g。

【**主要功效**】　祛瘀通经疗伤,消食化积。

【**中药印象**】　主要用于慢性肝病、胆红素偏高、男性前列腺增生等。与当归、红花同用,可祛瘀通经。

10. 莪术

【**性味归经**】　辛、苦,温。归肝、脾经。

【**常用剂量**】　6～15 g。

【**主要功效**】　行气破血,消积止痛。

【**中药印象**】　主要用于抗肿瘤,治疗萎缩性胃炎、肠化、妇科宫颈类疾病,亦可调经活血。与三棱同用,可破血逐瘀,行气止痛；与三棱、当归、香附同用,可行气破瘀,散结止痛；与柴胡、鳖甲同用,可行气破瘀消癥,治疗疟母痞块；与丹参、川芎同用,可活血止痛；与黄芪、党参同用,可补气逐瘀,消补兼施；与青皮、槟榔同用,可行气消积止痛。

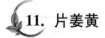
11. 片姜黄

【性味归经】 辛、苦,温。归脾、肝经。

【常用剂量】 3~10 g。

【主要功效】 破血行气,通经止痛。

【中药印象】 主治胁痛、肩关节痛、胆囊炎、肩周炎、颈椎病,亦可降脂、利胆、保肝。与羌活、防风、当归同用,可祛风胜湿,蠲痹止痛;与当归、乌药同用,可活血行气,散寒止痛(如有姜黄,宜用姜黄);与莪术、川芎同用,可活血通经(如有姜黄,宜用姜黄);与桃仁、苏木同用,可活血化瘀,消肿止痛(如有姜黄,宜用姜黄);与大黄、白芷配伍外用,可清热解毒,消肿止痛。

十、化痰止咳平喘药

1. 半夏

【性味归经】 辛,温。归脾、胃、肺经。

【常用剂量】 3~10 g。

【主要功效】 温中化痰,降逆止呕。

【中药印象】 半夏与夏枯草同用,因其有交通阴阳之功,用治不寐,因半夏得阴而生,夏枯草得阳而长,是阴阳配合之妙药。与橘皮、茯苓同用,可燥湿化痰;与干姜、细辛同用,可温肺化痰;与天麻、白术同用,可化痰息风;与生姜同用,可降逆止呕;与黄连、竹茹同用,可清胃止呕;与人参、白蜜同用,可益气和胃止呕;与石斛、麦冬同用,可养阴和胃止呕;与苏梗、砂仁同用,可理气安胎,和胃止呕;与瓜蒌、薤白同用,可化痰开胸;与瓜蒌、黄连同用,可清热化痰,消痞散结;与干姜、黄连、黄芩同用,可苦辛通降,开痞散结;与紫苏、厚朴同用,可行气解郁,化痰散结;与海藻、浙贝母同用,可化痰软坚;与秫米同用,可和胃安神;与硫黄同用,可助阳通便。

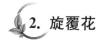

2. 旋覆花

【性味归经】 苦、辛、咸，微温。归肺、脾、胃、大肠经。

【常用剂量】 3～10 g。

【主要功效】 降气，消痰，行水，止呕。

【中药印象】 "诸花皆升，旋覆独降。"具有降气、降痰、降水之用，水煎时须包煎，治胃气上逆、咳嗽气喘、小便不利。与苏子、半夏同用，可化痰降气；与桑白皮、瓜蒌同用，可清热化痰；与海浮石、海蛤壳同用，可化痰软坚；与代赭石、半夏、生姜同用，可化痰和中，降气止逆；与香附同用，可活血通络止痛。

3. 金沸草

【性味归经】 苦、辛、咸，温。归肺、大肠经。

【常用剂量】 10 g。

【主要功效】 降气，消痰，行水。

【中药印象】 主要用于脾胃不和，胃气上逆之呃逆。与紫苏子、半夏同用，可温化寒痰；与桑白皮、瓜蒌同用，可清热祛痰；与半夏、橘红同用，可化痰降逆，治疗嗳气。

4. 桔梗

【性味归经】 苦、辛，平。归肺经。

【常用剂量】 3～10 g。

【主要功效】 宣肺，利咽，祛痰，排脓。

【中药印象】 引药上行，开肺气，治咳嗽，疗肺痈。与紫苏、杏仁同用，可轻宣凉燥，理肺化痰；与桑叶、菊花、杏仁同用，可疏风清热，宣肺止咳；与枳壳、瓜蒌皮同用，可升降气机，理气宽胸；与甘草同用，可清热宣肺，利咽止痛，排脓消肿；与鱼腥草、薏苡仁、芦根同用，可清肺排脓；与甘草、薄荷、牛蒡子同用，可清热利咽；与射干、马勃、板蓝根同用，可清热解毒，利咽开音。

5. 瓦楞子

【性味归经】 咸,平。归肺、胃、肝经。

【常用剂量】 30 g。

【主要功效】 消痰化瘀,软坚散结,制酸止痛。

【中药印象】 多用于制酸护胃。与海浮石、海蛤壳、胆南星同用,可祛顽痰;与海藻、昆布同用,可消痰软坚,治疗瘿瘤、瘰疬;与三棱、莪术、鳖甲同用,可行气活血,消癥软坚;与海螵蛸同用,可制酸止痛。

6. 苦杏仁

【性味归经】 苦,微温,有小毒。归肺、大肠经。

【常用剂量】 10 g。

【主要功效】 降气止咳平喘,润肠通便。

【中药印象】 主要用于止咳平喘,亦可用于肺结节患者。与麻黄、甘草同用,可疏散风寒,宣肺平喘;与桑叶、菊花同用,可疏散风热,宣肺止咳;与桑叶、川贝母、南沙参同用,可清肺润燥止咳;与石膏同用,可清肺泄热,止咳平喘;与干姜、半夏同用,可温化寒痰;与柏子仁、郁李仁同用,可润肠通便;与当归、生地黄同用,可补血养阴,润肠通便。

7. 百部

【性味归经】 甘、苦,微温。归肺经。

【常用剂量】 3~10 g。

【主要功效】 润肺下气,止咳,杀虫。

【中药印象】 可用于妇科病,内服用于结核,久咳不愈者。与荆芥、桔梗、紫菀同用,可宣肺化痰止咳;与黄芪、南沙参、麦冬同用,可补气养阴,润肺止咳;与葛根、浙贝母、石膏同用,可解表清肺止咳;与阿胶、川贝母同用,可滋阴润肠,化痰止咳;与贝母、紫菀、白前同用,可清肺化痰,治疗顿咳;与蛇床子、苦参同用,可解毒杀虫,燥湿止痒。

8. 款冬花

【性味归经】 辛、微苦,温。归肺经。

【常用剂量】 3～10 g。

【主要功效】 润肺下气,止咳化痰。

【中药印象】 为慢性支气管炎、肺气肿、咳嗽痰多气喘的常用药,冬令膏方亦常用此药以润肺。与紫菀同用,可止咳化痰;与麻黄、细辛、半夏同用,可疏风散寒,化痰平喘;与桑白皮、瓜蒌同用,可清肺化痰;与人参、黄芪同用,可补气益肺,润肺止咳;与南沙参、麦冬同用,可养阴润燥止咳;与百合同用,可养阴润肺。

十一、安 神 药

1. 酸枣仁

【性味归经】 甘、酸,平。归肝、胆、心经。

【常用剂量】 10～30 g。

【主要功效】 养心补肝,宁心安神,敛汗,生津。

【中药印象】 主治失眠,经典方《金匮要略》酸枣仁汤即以酸枣仁为君药。与当归、何首乌、龙眼肉同用,可益肝养血,补心安神;与知母、茯苓、甘草同用,可养血安神,清热除烦;与当归、黄芪、党参同用,可益气补血,健脾养心;与麦冬、生地黄、远志同用,可滋阴清热,养血安神;与五味子、山茱萸、黄芪同用,可补虚敛汗。

2. 远志

【性味归经】 苦、辛,温。归心、肾、肺经。

【常用剂量】 3～10 g。

【主要功效】 安神益智,交通心肾,祛痰,消肿。

【中药印象】 本品主要用于治疗失眠、健忘和咳嗽。与人参、龙齿、茯神同用,可宁心安神,交通心肾;与半夏、天麻、全蝎同用,可化痰开窍,息风止痉;与石菖蒲、郁金同用,可化痰开窍,宁心安神;与杏仁、贝母、桔梗同用,可宣肺化痰止咳。

3. 合欢皮

【性味归经】 甘,平。归心、肝、肺经。

【常用剂量】 15～30 g。

【主要功效】 解郁安神,活血消肿。

【中药印象】 临床除了治疗失眠、多梦、烦躁、心慌、头晕、乏力等,还可用于咳嗽痰多。与柏子仁、首乌藤、郁金同用,可疏肝解郁,宁心安神;与红花、桃仁、当归同用,可活血祛瘀,止痛疗伤;与蒲公英、紫花地丁、连翘同用,可清热解毒,活血消痈。

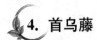
4. 首乌藤

【性味归经】 甘,平。归心、肝经。

【常用剂量】 9～15 g。

【主要功效】 养血安神,祛风通络。

【中药印象】 常用于失眠和皮肤病瘙痒的治疗。与合欢皮同用,可疏肝解郁,养心安神;与龙齿、珍珠母、柏子仁同用,可滋阴潜阳安神;与鸡血藤、桑寄生、当归、川芎同用,可养血祛风,通经活络。

5. 灵芝

【性味归经】 甘,平。归心、肺、肝、肾经。

【常用剂量】 15～30 g。

【主要功效】 扶正固本,健脾和胃,补益精气。

【中药印象】 蔡以生临床应用灵芝最大剂量为 50 g。该药性平和,味略甘,益气功能较参芪为弱,但该药知名度较高。用于各种虚证,不论阴虚、阳

虚、气虚、血虚均可使用,特别适用中老年人、肿瘤康复患者。长期服用可增强
体质、延年益寿,为冬令膏方必用之品。与当归、酸枣仁、龙眼肉同用,可补血
养心安神;与半夏、五味子、党参同用,可燥湿化痰,益气敛肺;与人参、白术、当
归、熟地黄同用,可益气养血;与枸杞子、山茱萸同用,可补肝益肾;与巴戟天、
人参、附子同用,可补肺益气养阴。

6. 淮小麦

【性味归经】　甘,微寒。归心、脾、肾经。

【常用剂量】　9～30 g。

【主要功效】　养心安神。

【中药印象】　可治疗女性更年期综合征的心烦不寐、潮热易怒,对慢性泄
泻、血脂异常等有调理作用。与甘草、大枣同用,可养心安神,和中缓急,治疗
脏燥。

十二、平肝息风药

1. 石决明

【性味归经】　咸,寒。归肝经。

【常用剂量】　6～30 g。

【主要功效】　平肝潜阳,清肝明目。

【中药印象】　常用于治疗高血压引起的头痛、头晕。与生地黄、白芍、牡
蛎同用,可滋阴潜阳;与羚羊角、夏枯草、钩藤同用,可清肝泻火;与夏枯草、决
明子、菊花同用,可清肝明目;与蝉蜕、菊花、木贼同用,可清热疏风明目;与熟
地黄、枸杞子、菟丝子同用,可养肝明目。

2. 珍珠母

【性味归经】　咸,寒。归肝、心经。

【常用剂量】 10～50 g。

【主要功效】 平肝潜阳,定惊明目。

【中药印象】 常用于治疗口腔黏膜溃疡和黄褐斑,对于不寐,用量宜大。使用于面部时,常以粉剂外用。与牡蛎、白芍、磁石同用,可平肝潜阳;与钩藤、菊花、夏枯草同用,可清泻肝火;与石决明、菊花、车前子同用,可清肝明目退翳;与枸杞子、女贞子、黑芝麻同用,可养肝明目;与苍术、猪肝、鸡肝同用,可清肝明目,治疗夜盲雀目;与朱砂、龙骨、琥珀同用,可镇心安神;与天麻、钩藤、天南星同用,可息风止痉安神。

 3. 赭石

【性味归经】 苦,寒。归肝、心、肺、胃经。

【常用剂量】 9～30 g。

【主要功效】 平肝潜阳,重镇降逆,凉血止血。

【中药印象】 多用于治疗胃气上逆之呃逆,膈肌痉挛,贲门失弛缓症以及内耳眩晕症。与石决明、夏枯草、牛膝同用,可平肝潜阳,清肝降火;与龟甲、牡蛎、白芍同用,可滋阴潜阳;与旋覆花、半夏、生姜同用,可降逆止呕;与党参、山茱萸、核桃同用,可补肺益肾,止咳定喘;与白芍、竹茹、牛蒡子同用,可凉血止血;与禹余粮、赤石脂、五灵脂同用,可固冲任,止崩漏。

 4. 蒺藜

【性味归经】 辛、苦,微温,有小毒。归肝经。

【常用剂量】 15～30 g。

【主要功效】 平肝解郁,活血祛风,明目,止痒。

【中药印象】 可治疗高血压、头晕头痛、皮肤病、白癜风,还能补肾,提高男性性功能。与钩藤、珍珠母、菊花同用,可平抑肝阳;与柴胡、青皮、香附同用,可疏肝解郁;与穿山甲、王不留行同用,可疏肝行气,通经下乳;与菊花、决明子、蔓荆子同用,可清热疏风,明目退翳;与防风、荆芥、地肤子同用,可祛风止痒。

5. 天麻

【性味归经】　甘，平。归肝经。

【常用剂量】　3～20 g。

【主要功效】　息风止痉，平抑肝阳，祛风通络。

【中药印象】　为治疗各种眩晕症必用药，用于各种头痛、头晕、耳鸣、失眠、偏头痛、手足麻木等。与羚羊角、钩藤、全蝎同用，可息风止痉；与人参、白术、僵蚕同用，可补脾息风；与天南星、白附子、防风同用，可祛风止痉；与钩藤、石决明、牛膝同用，可平肝潜阳，息风定眩；与半夏、白术、茯苓同用，可健脾燥湿，化痰止眩；与川芎同用，可祛风通络；与羌活、秦艽、桑枝同用，可祛风除湿，通痹止痛。

6. 僵蚕

【性味归经】　咸、辛，平。归肝、肺、胃经。

【常用剂量】　5～20 g。

【主要功效】　祛风定惊，化痰散结。

【中药印象】　主要用于消结节、通络、美容。与全蝎、牛黄、胆南星同用，可清热化痰，息风止痉；与党参、白术、天麻同用，可健脾益气，息风止痉；与全蝎、蜈蚣、钩藤同用，可息风止痉；与全蝎、白附子同用，可祛风止痉；与桑叶、木贼、荆芥同用，可清热止痛；与桔梗、荆芥、甘草同用，可清热利咽；与蝉蜕、薄荷同用，可祛风止痒；与浙贝母、夏枯草、连翘同用，可化痰散结。

十三、补 虚 药

1. 人参

【性味归经】　甘、微苦，微温。归脾、肺、心、肾经。

【常用剂量】　3～9 g。

【主要功效】 大补元气,复脉固脱,补脾益肺,生津养血,安神益智。

【中药印象】 人参的补益作用是全方位的,能扶正祛邪,强身健体,补五脏,大补元气。但也要辨证使用,否则误补益疾。与附子同用,可益气回阳;与麦冬、五味子同用,可益气生津,止渴止汗;与黄芪、五味子同用,可益气敛肺;与核桃仁、蛤蚧同用,可补益肺肾,纳气平喘;与白术、茯苓、甘草同用,可补脾益气;与石膏、知母同用,可清热益气,生津止渴;与生地黄、黄芪、天花粉同用,可益气生津止渴;与当归、龙眼肉、酸枣仁同用,可益气养血安神;与羌活、独活同用,可扶正祛邪。

2. 党参

【性味归经】 甘,平。归脾、肺经。

【常用剂量】 9~30 g。

【主要功效】 健脾益肺,养血生津。

【中药印象】 该药性平偏温,益气、健脾功效并重,可扶正祛邪。与白术、茯苓、甘草同用,可补气健脾;与黄芪、五味子同用,可补益肺气,止咳平喘;与麦冬、五味子同用,可益气养阴,生津止渴;与熟地黄、当归同用,可补气养血。

3. 太子参

【性味归经】 甘、微苦,平。归脾、肺经。

【常用剂量】 9~30 g。

【主要功效】 益气健脾,生津润肺。

【中药印象】 主要用于小儿。此品味甘平,不温不燥,扶助正气,临床常配伍合欢皮治疗不寐。与山药、石斛同用,可益气健脾,养胃生津;与北沙参、麦冬、贝母同用,可益气生津,润肺止咳;与酸枣仁、五味子同用,可益气养心,敛阴止汗。

4. 黄芪

【性味归经】 甘,温。归肺、脾经。

【常用剂量】　9～30 g。

【主要功效】　补气升阳,固表止汗,利水消肿,生津养血,行滞通痹,托毒排脓,敛疮生肌。

【中药印象】　作为主要的补气药,应用范围甚广,为补气诸药之最,扶正抗衰,为膏方必用之药。与白术同用,可补气健脾;与人参同用,可补中益气;与桂枝、白芍、甘草同用,可补气温中;与附子同用,可益气温阳固表;与人参、升麻、柴胡同用,可培中举陷;与紫菀、五味子同用,可补肺止咳;与百部、地龙同用,可补肺止咳平喘;与白术、防风同用,可顾护卫气,固表止汗;与生地黄、黄柏同用,可养阴止汗;与防己、白术同用,可补气利尿消肿;与当归、穿山甲、皂角刺同用,可托毒排脓;与当归、人参、肉桂同用,可生肌敛疮;与当归同用,可补气生血;与人参、当归、龙眼肉同用,可补气摄血;与羌活、防风、姜黄同用,可祛风通痹;与当归、红花、地龙同用,可补气活血通络;与生地黄、麦冬、天花粉同用,可益气养阴,生津止渴。

5. 白术

【性味归经】　苦、甘,温。归脾、胃经。

【常用剂量】　10～80 g。

【主要功效】　健脾益气,燥湿利水,止汗,安胎。

【中药印象】　白术临床用途甚广,为补土之要药,土为万物之母,有悦脾土、升胃阳、除湿浊之效。炒用健脾,生用通便,炒用常用剂量为 10～15 g,生用常用剂量为 10～80 g。与人参、茯苓、炙甘草同用,可益气健脾;与人参、干姜、炙甘草同用,可温中健脾;与枳实同用,可消补兼施;与桂枝、茯苓、甘草同用,可温脾化饮;与茯苓、泽泻同用,可健脾利湿;与黄芪、防风同用,可益气固表止汗;与黄芩同用,可清热安胎;与紫苏梗、砂仁、陈皮同用,可理气安胎;与杜仲、续断、菟丝子同用,可补肝肾,固冲任而安胎。

6. 山药

【性味归经】　甘,平。归脾、肺、肾经。

【常用剂量】　15～30 g。

【主要功效】 补脾养胃,生津益肺,补肾涩精。

【中药印象】 常应用于慢性泄泻、消渴、遗精、带下。亦是膏方及药膳的常用药味,用以平补阴阳,滋养后天。与党参、白术、茯苓同用,可健脾益气,渗湿止泻;与人参、麦冬、五味子同用,可补肾益肺纳气;与熟地黄、山茱萸、菟丝子同用,可益肾固精止遗;与熟地黄、山茱萸、五味子同用,可补肾固涩止带;与党参、白术、车前子同用,可健脾利湿止带;与黄柏、椿皮同用,可清热燥湿止带。

7. 刺五加

【性味归经】 辛、微苦,温。归脾、肾、心经。

【常用剂量】 10～30 g。

【主要功效】 益气健脾,补肾安神。

【中药印象】 可增强免疫功能。与蛤蚧同用,可健脾益气,止咳平喘;与何首乌同用,可养血安神。

8. 甘草

【性味归经】 甘,平。归心、肺、脾、胃经。

【常用剂量】 3～10 g。

【主要功效】 补脾益气,清热解毒,祛痰止咳,缓急止痛,调和诸药。

【中药印象】 俗称"国老",可调和药性、协同药效。大剂量用药短期尚可,长期须防水钠滞留引起浮肿,加用利水渗湿药可以化解。与人参、阿胶、桂枝同用,可益气复脉,滋阴养血;与人参、白术同用,可益气健脾;与麻黄、杏仁同用,可散寒解表,宣肺平喘;与石膏、麻黄、杏仁同用,可清热宣肺,降逆平喘;与干姜、细辛同用,可涤饮解表,温肺降逆;与半夏、茯苓同用,可燥湿化痰;与白芍同用,可调和肝脾,柔筋止痛;与桂枝、白芍、饴糖同用,可温中补虚,缓急止痛;与大黄、芒硝同用,可缓和泻下之力;与半夏、干姜、黄芩、黄连同用,可协和寒热,平调升降;与金银花、连翘同用,可清热解毒疗疮;与桔梗同用,可清热解毒利咽。

9. 大枣

【性味归经】　甘,温。归脾、胃、心经。

【常用剂量】　6～15 g。

【主要功效】　补中益气,养血安神。

【中药印象】　大枣用于补气健脾方中可增强醒脾开胃功效,用于攻下峻剂可以缓和药性,用于膏方中可补血、增加肌力和体重。与党参、白术同用,可益气健脾;与熟地黄、阿胶同用,可益气养血;与甘草、淮小麦同用,可养心宁神;与甘遂、大戟、芫花同用,可缓峻下之力与毒性;与生姜同用,可调和营卫。

10. 巴戟天

【性味归经】　甘、辛,微温。归肾、肝经。

【常用剂量】　3～10 g。

【主要功效】　补肾阳,强筋骨,祛风湿。

【中药印象】　临床主要用于女性雌激素功能减退症。作用较仙茅温和。与淫羊藿、仙茅、枸杞子同用,可补肾阳,益精血;与高良姜、肉桂、吴茱萸同用,可补肾暖宫,温经散寒;与杜仲、萆薢同用,可补肝肾,强筋骨;与羌活、肉桂、牛膝同用,可祛风湿,强筋骨。

11. 淫羊藿

【性味归经】　辛、甘,温。归肝、肾经。

【常用剂量】　15～30 g。

【主要功效】　补肾阳,强筋骨,祛风湿。

【中药印象】　本品与知母、黄柏、仙茅配伍,既可调节内分泌,又可降血压。可用于治疗更年期综合征之烘热汗出、血压升高等症。对于年龄轻且因乳腺癌术后出现的内分泌失调,也有良好的治疗作用。与熟地黄、枸杞子、巴戟天同用,可补肾壮阳,益精起痿;与鹿茸、当归、仙茅同用,可补益精血,暖宫助孕;与巴戟天、桑螵蛸同用,可增补肾阳,助气化,缩小便;与威灵仙、苍耳子、桂心同用,可祛风湿,通经络;与杜仲、巴戟天、桑寄生同用,可补肝肾,强筋骨。

12. 仙茅

【性味归经】 辛,热,有毒。归肾、肝、脾经。

【常用剂量】 3～10 g。

【主要功效】 补肾阳,强筋骨,祛寒湿。

【中药印象】 常用于治疗女性更年期综合征、月经不调、潮热心悸等。在临床应用巴戟天、淫羊藿效果不佳时,可加仙茅,剂量由小渐增,不宜过大。与淫羊藿、菟丝子同用,可补肾壮阳;与淫羊藿、杜仲、巴戟天同用,可补肾阳,强筋骨;与威灵仙、独活、川乌同用,可祛风湿,通经络;与补骨脂、干姜、白术同用,可温脾止泻;与淫羊藿、黄柏、知母同用,可温阳益精,滋阴泻火。

13. 补骨脂

【性味归经】 辛、苦,温。归肾、脾经。

【常用剂量】 6～10 g。

【主要功效】 温肾助阳,纳气,止泻。

【中药印象】 该药是一味补肾药,可用于中老年人肾虚和脾肾两虚、前列腺肥大、冠心病、容易感冒等亚健康人群,症见乏力、腰酸、畏寒、尿频等。可以提高免疫功能和激素水平,扩张冠状动脉、强心、抗癌。与杜仲、核桃同用,可补肝肾,强腰膝;与菟丝子、沉香、核桃同用,可补肾壮阳起痿;与小茴香同用,可温阳化气;与五味子、肉豆蔻、吴茱萸同用,可温脾助阳,涩肠止泻;与核桃同用,可纳气平喘;与人参、罂粟壳、木香同用,可补益肺肾,纳气平喘。

14. 益智

【性味归经】 辛,温。归脾、肾经。

【常用剂量】 3～20 g。

【主要功效】 温脾止泻,摄唾涎,暖肾,固精缩尿。

【中药印象】 治疗口角流涎有特效,亦常用于治疗尿频、遗精、慢性泄泻。

与补骨脂、龙骨、金樱子同用,可补肾固精止遗;与山药、乌药同用,可温肾缩尿;与白术、干姜同用,可健脾益气,温中散寒;与党参、白术、陈皮同用,可补脾健胃摄唾。

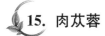

15. 肉苁蓉

【性味归经】　甘、咸,温。归肾、大肠经。

【常用剂量】　6～10 g。

【主要功效】　补肾阳,益精血,润肠通便。

【中药印象】　蔡以生临床应用最大剂量为 30 g。可治疗脾约病、虚秘以及前列腺肥大症见尿频,有补肾润肠通便之效,但用量宜大。亦常作为中老年人冬令膏方及药膳要药。少儿不宜用此药。与熟地黄、菟丝子、五味子同用,可补肾益精起痿;与鹿角胶、当归、紫河车同用,可补肾暖宫;与巴戟天、萆薢、杜仲同用,可温肾强筋;与当归、枳壳同用,可温肾益精,润肠通便。

16. 杜仲

【性味归经】　甘,温。归肝、肾经。

【常用剂量】　6～15 g。

【主要功效】　补肝肾,强筋骨,安胎。

【中药印象】　可用于肾虚腰痛、头晕头痛、体虚困重者。本品有补肾安胎、平肝降压止晕之效。与补骨脂、核桃同用,可补肝肾,强筋骨;与山茱萸、菟丝子、覆盆子同用,可补肝益肾,固精缩尿;与续断同用,可补益肝肾,固经安胎;与续断、菟丝子、阿胶同用,可补益肝肾,固经安胎。

17. 续断

【性味归经】　苦、辛,微温。归肝、肾经。

【常用剂量】　9～15 g。

【主要功效】　补肝肾,强筋骨,续折伤,止崩漏。

【中药印象】　多用于治疗腰酸背痛,骨质增生。与杜仲、牛膝、补骨脂同用,可补肝益肾;与萆薢、防风、牛膝同用,可祛风散寒,行血除痹;与骨碎补、自然铜、土鳖虫同用,可活血疗伤,续筋接骨;与桑寄生、菟丝子、阿胶同用,可补肾安胎;与黄芪、地榆、艾叶同用,可温经止血。

18. 当归

【性味归经】 甘、辛,温。归肝、心、脾经。

【常用剂量】 6～15 g。

【主要功效】 补血活血,调经止痛,润肠通便。

【中药印象】 通常认为该药是一味补血药,又是一味活血药,确切地说补血与活血并重,又能调经。与熟地黄、川芎、白芍同用,可补血活血,调经止痛;与黄芪、人参同用,可益气补血;与香附、桃仁、红花同用,可祛瘀通经,行气止痛;与肉桂、艾叶同用,可散寒调经;与赤芍、丹皮同用,可清热凉血,活血通经;与川芎、白芷同用,可温经散寒,活血止痛;与郁金、香附同用,可行气活血止痛;与桂枝、白芍同用,可温中散寒止痛;与黄芩、黄连、木香同用,可清热行气止痛;与三棱、莪术同用,可破血消癥;与乳香、没药同用,可活血疗伤;与羌活、桂枝、秦艽同用,可散寒除痹止痛;与金银花、连翘、炮山甲同用,可消肿止痛;与人参、黄芪、熟地黄同用,可补血生肌;与火麻仁、肉苁蓉同用,可养血润肠通便。

19. 熟地黄

【性味归经】 甘,微温。归肝、肾经。

【常用剂量】 9～15 g。

【主要功效】 滋阴补血,益精填髓。

【中药印象】 此品为冬令进补膏方必用之药,又是一味重要的补肾纳气治本之药。与当归、川芎、白芍同用,可补血调经;与山茱萸、山药同用,可滋阴补肾;与制何首乌、枸杞子、菟丝子同用,可补精血,乌须发。

20. 白芍

【性味归经】 苦、酸,微寒。归肝、脾经。

【常用剂量】 15～30 g。

【主要功效】 平肝止痛,养血调经,敛阴止汗。

【中药印象】 白芍与甘草同用为中医缓急止痛通用方"芍药甘草汤",可治疗下肢小腿痉挛。骨质疏松可加木瓜、骨碎补;治疗顽固性呃逆,降逆止呃无效时可用芍药甘草汤,有异病同治之效。与当归、熟地黄同用,可养血柔肝,调经止痛;与阿胶、地骨皮同用,可养阴清热;与生地黄、牛膝、石决明同用,可平肝潜阳;与当归、白术、柴胡同用,可疏肝解郁;与甘草同用,可调和肝脾,柔筋止痛;与防风、白术同用,可补脾柔肝,祛湿止泻;与桂枝同用,可调和营卫;与生地黄、牡蛎、浮小麦同用,可敛阴止汗;与黄芪、白术同用,可益气固表敛阴。

21. 麦冬

【性味归经】 甘、微苦,微寒。归心、肺、胃经。

【常用剂量】 6～15 g。

【主要功效】 养阴生津,润肺清心。

【中药印象】 是一味养阴生津的中药,又是食疗药膳保健的佳品。可治疗糖尿病、干燥综合征,亦常用于热病康复。与桑叶、杏仁、阿胶同用,可养阴清热,润燥止咳;与天冬同用,可养阴润肺;与黄柏、知母、生地黄同用,可滋阴降火;与玉竹、南沙参同用,可益胃生津,清热润燥;与玄参、生地黄同用,可增液行舟;与生地黄、酸枣仁同用,可滋阴安神,清心除烦;与黄连、生地黄、竹叶心同用,可清营解毒,透热养阴。

22. 黄精

【性味归经】 甘,平。归脾、肺、肾经。

【常用剂量】 9～30 g。

【主要功效】 补气养阴,健脾,润肺,益肾。

【中药印象】 是健脾补益强身,滋养脾阴的首选药,也是膏方药膳中的必用药,特别适合中老年人长期服用。与南沙参、川贝母、知母同用,可润肺止咳;与地黄、天冬、百合同用,可滋阴润燥止咳;与党参、白术同用,可健脾益气;

与石斛、麦冬、山药同用,可益胃生津;与枸杞子同用,可补虚填精;与生地黄、黄芪、麦冬同用,可益气养阴。

23. 枸杞子

【性味归经】 甘,平。归肝、肾经。

【常用剂量】 6～20 g。

【主要功效】 滋补肝肾,益精明目。

【中药印象】 是食疗药膳和强壮保健的常用药,能延缓衰老、消斑增白、提高性功能。与黄精同用,可补虚填精;与熟地黄、沙苑子、菟丝子同用,可补肾固精;与菊花、地黄同用,可养肝明目;与生地黄、麦冬、天花粉同用,可养阴生津;与麦冬、知母、贝母同用,可养阴润肺止咳。

十四、收 涩 药

1. 浮小麦

【性味归经】 甘、咸,凉。归心经。

【常用剂量】 10～30 g。

【主要功效】 收敛止汗,退虚热。

【中药印象】 用于虚汗、盗汗之轻症的治疗。与煅牡蛎、麻黄根、黄芪同用,可益气固表止汗;与五味子、麦冬、地骨皮同用,可养阴敛汗;与玄参、麦冬、生地黄同用,可养阴清热,敛汗除蒸。

2. 糯稻根

【性味归经】 甘,平。归肝、肺、肾经。

【常用剂量】 9～30 g。

【主要功效】 止汗。

【中药印象】 为止汗常用药。与浮小麦、红枣、煅牡蛎同用,可收敛止汗;

与南沙参、地骨皮、麦冬同用,可养阴清虚热。

3. 五味子

【性味归经】 酸、甘,温。归肺、心、肾经。

【常用剂量】 6 g。

【主要功效】 收敛固涩,益气生津,补肾宁心。

【中药印象】 主要用于治疗神经官能症、神经衰弱,亦可保肝、降转氨酶、止咳敛肺,有强壮和补肾之用。与人参、黄芪、紫菀同用,可补气平喘;与山茱萸、熟地黄、山药同用,可补肾纳气;与麻黄、干姜、细辛同用,可散寒敛肺;与人参、麦冬同用,可益气养阴,生津止渴;与山药、知母、天花粉同用,可养阴清热;与黄芪、白术、牡蛎同用,可补气固表敛汗;与玄参、麦冬、山茱萸同用,可养阴敛汗;与桑螵蛸、龙骨同用,可收敛固精;与菟丝子、蛇床子同用,可益肾固精;与麦冬、熟地黄、山茱萸同用,可滋阴益肾;与吴茱萸、补骨脂、肉豆蔻同用,可温补脾肾,涩肠止泻;与酸枣仁、麦冬、当归同用,可滋阴补血,养心安神。

4. 赤石脂

【性味归经】 甘、酸、涩,温。归胃、大肠经。

【常用剂量】 10～20 g。

【主要功效】 涩肠,止血,生肌敛疮。

【中药印象】 作为固涩药可止泻、止血、止精、止带、止酸、止尿,但以止泻、止血、止带为常。与禹余粮同用,可温里涩肠固脱;与干姜、粳米同用,可散寒和中,涩肠止泻;与乌贼骨、侧柏叶同用,可收敛止血固崩;与鹿角霜、芡实同用,可温肾止带;与白矾、龙骨同用,可收敛止血;与龙骨、炉甘石、血竭为伍外用,可收湿敛疮,生肌收口。

5. 山茱萸

【性味归经】 酸、涩,微温。归肝、肾经。

【常用剂量】 6～20 g。

【主要功效】 补益肝肾,收涩固脱。

【中药印象】 是补养肝肾和固涩收敛药,特别适用于中老年人长期服用。与熟地黄、山药、茯苓同用,可滋阴补肾;与附子、桂枝同用,可补肾助阳;与淫羊藿、补骨脂、巴戟天同用,可滋阴补肾,壮阳起痿;与熟地黄、枸杞子、山药同用,可补益肾阴,固精止遗;与补骨脂、当归同用,可温补精血,固精止遗;与桑螵蛸、茯神、羊脬同用,可益肾宁心,缩尿止遗;与益智仁、人参、白术同用,可益气固肾缩尿;与熟地黄、白芍、当归同用,可调养肝血,补肾固精;与黄芪、白术、龙骨同用,可益气摄血,固冲止漏;与人参、附子、龙骨同用,可敛阴止汗,补虚固脱;与生地黄、天花粉同用,可养阴生津。

6. 覆盆子

【性味归经】 甘、酸,温。归肝、肾、膀胱经。

【常用剂量】 6～30 g。

【主要功效】 益肾,固精,缩尿,养肝明目。

【中药印象】 可改善尿频尿急症状,与金樱子同用能增效。与枸杞子、五味子、菟丝子同用,可补肾固精;与桑螵蛸、益智仁同用,可固肾缩尿;与枸杞子、熟地黄、菟丝子同用,可养肝明目。

7. 金樱子

【性味归经】 酸、甘、涩,平。归肾、膀胱、大肠经。

【常用剂量】 15～30 g。

【主要功效】 固精缩尿,涩肠止泻。

【中药印象】 是治疗蛋白尿、遗精、尿频的重要药物,亦可固涩大便、止带、增加体重。与芡实同用,可固精缩尿止带;与党参、白术、芡实同用,可补脾益肾,涩肠止泻。

8. 荷叶

【性味归经】 苦,平。归肝、脾、胃经。

【常用剂量】 5～20 g。

【主要功效】 清热解暑,升发清阳,凉血止血。

【中药印象】 主要用于降脂、通便、减肥,亦可治疗高脂血症、脂溢性皮炎。与藿香、佩兰同用,可清热解暑;与蒲黄同用,可凉血止血。

 9. 芡实

【性味归经】 甘、涩,平。归脾、肾经。

【常用剂量】 9～30 g。

【主要功效】 益肾固精,补脾止泻,祛湿止带。

【中药印象】 常应用于蛋白尿、遗精、泄泻的治疗。与党参、白术、茯苓同用,可补脾祛湿止泻;与金樱子同用,可固精缩尿止带;与沙苑子、龙骨、莲须同用,可固肾涩精;与菟丝子、益智仁、桑螵蛸同用,可温肾缩尿;与茯苓同用,可健脾利湿,治疗白浊;与山茱萸、菟丝子、山药同用,可固肾健脾止带;与黄柏、车前子同用,可清热祛湿止带。

10. 瘪桃干

【性味归经】 苦,微温。归肺、肝经。

【常用剂量】 10～30 g。

【主要功效】 敛汗,止血。

【中药印象】 治疗盗汗、自汗,无论体虚与否均可使用,对症治疗无须辨证。止汗时,亦可与煅牡蛎、五倍子等同用。与浮小麦、糯稻根亦可同用,可收敛止汗。

第五章 医案举隅

一、不寐(冲任失调证)

朱某,女,53岁。2021年10月15日初诊。

【主诉】 入睡困难6个月。

【现病史】 患者近6个月来无明显诱因下开始出现入睡困难,多梦易醒,伴头晕乏力,心悸,潮热,夜间盗汗,胃纳可,小便调,大便畅。平素健康状况良好,否认慢性病病史,否认药食物过敏史。已婚已育,经断1年余。舌红,苔少,脉弦细。

【西医诊断】 失眠、围绝经期综合征。

【中医诊断】 不寐。

【辨证分型】 冲任失调证。

【治则治法】 调理冲任,佐以安神。

【中药处方】 当归10g,巴戟肉10g,仙茅10g,淫羊藿20g,知母10g,炒黄柏10g,生龙骨30g,生牡蛎30g,珍珠母30g,合欢皮30g,百合15g,浮小麦30g,炙黄芪15g,炒白术15g,仙鹤草30g,炙甘草6g,大枣10g。7剂,每日1剂,水煎服。

【复诊】 2021年10月22日二诊:患者服药后入睡困难、多梦易醒、心悸等症较前减轻,潮热、盗汗、头晕乏力等症明显缓解。原方珍珠母改为50g,加金蝉花9g。14剂,每日1剂,水煎服。

【按语】 不寐多为情志所伤、饮食不节、思虑劳倦过度、久病或年迈体虚等因素引起脏腑功能紊乱,气血失和,阴阳失调,阳不入阴而发病。病位在心,与肝、脾、肾关系密切,治疗多以安神定志为主。《灵枢·邪客》:"夫邪气之客人也,或令人目不瞑,不卧出者,何气使然……今厥气客于五脏六腑,则卫气独卫其外,行于阳,不得入于阴。行于阳则阳气盛,阳气盛则阳跷陷;不得入于阴,阴虚,故目不瞑。黄帝曰:善。治之奈何? 伯高曰:补其不足,泻其有余,调其虚实,以通其道,而去其邪,饮以半夏汤一剂,阴阳已通,其卧立至。"然本患者虽以入睡困难来诊,但因其年届五旬,经断仅1年余,所述症状如潮热、盗汗、心悸等皆为阴虚火旺,冲任失调之证,故蔡以生谨守病机,调理冲任,阴阳双补,方选二仙汤加减。方中当归温润养血,调理冲任;大枣益气养血;巴戟肉、仙茅、淫羊藿温肾阳,补肾精;知母、炒黄柏滋肾阴,降虚火;生龙骨、生牡蛎、珍珠母镇惊安神,平肝潜阳;合欢皮、百合养心安神;浮小麦收敛止汗,益气除热;炙黄芪、炒白术益中气;仙鹤草补虚损。全方共奏调理冲任,阴阳双补,安神之效,方药切合病机,故诸症皆平。

二、咳嗽(风寒袭肺证)

陆某,男,71岁。2016年1月4日初诊。

【主诉】 咳嗽反复发作4年,加重1周。

【病史】 患者4年来反复咳嗽咳痰,1周前不慎受凉后,又出现鼻塞,咽痒,继而出现咳嗽,呈阵发性、非刺激性,痰多,质稀色白,偶见灰色,无寒战高热,无头晕头痛,无胸闷心悸,无腹痛腹泻等。曾于外院就诊,予"药物口服"(具体用药不详),咳嗽咳痰无好转,今来我院就诊。平时自觉腹中时有寒气上涌,稍饮凉水便可引发咳嗽。舌质淡红,苔白滑,脉浮紧。血常规未见异常。

【西医诊断】 慢性支气管炎。

【中医诊断】 咳嗽。

【辨证分型】 风寒袭肺证。

【治则治法】 祛风散寒,止咳化痰。

【中药处方】 炙麻黄5 g,桂枝5 g,白芍15 g,五味子5 g,干姜3 g,制半夏10 g,黄芩10 g,苦杏仁10 g,桔梗5 g,炙甘草6 g,茯苓10 g,浙贝母10 g,炙紫菀12 g,炙款冬花12 g。7剂,每日1剂,水煎服。

【复诊】

2016 年 1 月 11 日二诊：诸症平稳，咳嗽减轻，上方去桂枝，加地龙 10 g。7 剂，每日 1 剂，水煎服。

2016 年 1 月 18 日三诊：诸症减轻，咳嗽已止，继以二诊方加减治疗，以资巩固。

【按语】《景岳全书·咳嗽》指出："咳嗽之要，止惟二证。何为二证？一曰外感，一曰内伤而尽之矣。"本病患者虽为感受风寒而发病，但纵观病史，有饮停中焦之象。《难经》曰"形寒饮冷则伤肺"，患者寒饮停阻于中焦，上侵于肺，故见"腹中时有寒气上涌，稍饮凉水便可引发咳嗽"。选用小青龙汤加减，盖此方大凡感冒、咳喘，内有寒饮者，无论有无表证均可选用，临床亦常用此方加减治疗各种呼吸道疾病，如慢性支气管炎、支气管哮喘、肺炎、肺气肿等，但凡有外寒内饮者均可用。

因患者表寒之证不显，故方中麻黄未用生麻黄而用炙麻黄，且量少，是不取其发表，而专取其止咳平喘之功。同时，方中加入茯苓、半夏，是取其培土生金，健脾化痰之意；加入桔梗、杏仁、紫菀、款冬花是为调理肺气，以恢复肺主气、司宣降的生理功能；寒饮久停，可郁而化热，入黄芩、浙贝母则兼防饮郁化热之弊，且亦可增加化痰之功。二诊去桂枝加地龙，皆因患者表寒之证已去，且地龙性寒，有平喘之功，无助火之虑。肺为华盖，其位最高，"非轻不举"，纵观方中之药，皆量少而效，故告诫吾辈，应审病而医，非药重而效重也，诸药配合，切中病机，方可获效。

三、胃痞病（肝郁气滞证）

郭某，女，69 岁。2022 年 1 月 13 日初诊。

【主诉】间断胃脘部不适，伴左胁肋胀痛 1 年。

【病史】患者近 1 年来无明显诱因出现间断胃脘部不适，伴左胁肋部胀痛，发作时伴烧心、反酸。2021 年 12 月 26 日查胃肠镜提示食管炎伴多发黏膜白斑，糜烂性胃炎；直肠炎、乙状结肠息肉；13C 呼气试验提示幽门螺杆菌阳性，口服药物不详。平素纳欠佳，眠可，二便调，舌质暗红，苔白腻，脉沉弦。既往体健。

【西医诊断】　糜烂性胃炎、直肠炎、幽门螺杆菌感染。

【中医诊断】　胃痞病。

【辨证分型】　肝郁气滞证。

【治则治法】　疏肝解郁，理气消痞。

【中药处方】　柴胡 10 g，黄芩 15 g，制半夏 15 g，党参 15 g，黄连 6 g，干姜 3 g，煅瓦楞子 30 g，海螵蛸 20 g，砂仁 6 g，佛手 15 g，预知子 15 g，牡蛎 30 g，香橼 15 g，大枣 12 g，炙甘草 6 g，生姜 12 g。15 剂，每日 1 剂，水煎服。

【复诊】　2022 年 1 月 28 日二诊：患者服药后胃部不适、胆囊区疼痛、烧心、泛酸均减轻，食欲好转，眠可，二便调。右上肢疼痛 1 周，口服心脑通、辛伐他汀、阿司匹林，自觉好转。舌质红，苔薄白，脉沉细。上方加生百合 20 g，生牡蛎改为 30 g。15 剂，每日 1 剂，水煎服。

【按语】　脾胃同居中焦，脾主升清，胃主降浊，共司水谷的纳运和吸收，清升浊降，纳运如常，则胃气调畅。若因表邪内陷入里，饮食不节，痰湿阻滞，情志失调，或脾胃虚弱等各种原因导致脾胃损伤，升降失司，胃气壅塞，即可发生"胃痞"。《景岳全书·痞满》："痞者，痞塞不开之谓；满者，胀满不行之谓。盖满则近胀，而痞则不必胀也。所以痞满一证，大有疑辨，则在虚实二字，凡有邪有滞而痞者，实痞也；无物无滞而痞者，虚痞也。有胀有痛而满者，实满也；无胀无痛而满者，虚满也。实痞、实满者可散可消；虚痞、虚满者，非大加温补不可。"

本案辨证属肝郁气滞，横犯脾胃，致胃气阻滞而成之痞满，治以疏肝解郁，理气消痞，方用小柴胡汤合半夏泻心汤加减。方中柴胡疏肝解郁，升举阳气之功，主治病位在心腹部，能"去胃肠中结气，消饮食停聚，寒热邪气，推陈致新"（《神农本草经》）；黄芩苦寒，主清胸腹蕴热以除烦，二者合用，意在发散升阳，宣清退热并行，共解少阳半表半里之邪；半夏与柴胡合用，助柴胡升举阳气，与黄芩相配，又能助黄芩发挥降逆退热之效，以助二者攻邪之用；党参、甘草具有健脾培元，益气和中之效；生姜、大枣使营卫协调，固护胃气，大枣生津益气滋补，兼生姜降逆止呕之功，使正胜邪退，扶正不留邪；干姜温中散邪，和黄芩、黄连之苦寒，使邪热消而痞自散；瓦楞子、海螵蛸、牡蛎制酸止痛；香橼、佛手、预知子疏肝理气宽中。如此组方，使气机上通下达，肝脾合和，机体亦能情志条畅，正胜不留邪。

四、中风(气虚血瘀证)

刘某,男,76 岁。2016 年 10 月 4 日初诊。

【主诉】 左下肢乏力半年。

【病史】 患者半年前突发左下肢乏力,经诊断为脑梗死,后遗留左下肢乏力,时有头晕,无头痛,胃纳尚可,夜寐尚可,大便不畅。有高血压病史。神清,血压 135/86 mmHg,心率 79 次/分,律齐,双肺呼吸音清,腹软,无压痛,无反跳痛及肌卫,双下肢无浮肿,左下肢肌力Ⅲ～Ⅳ级。舌暗淡,苔白,脉弦涩。

【西医诊断】 脑梗死后遗症。

【中医诊断】 中风。

【辨证分型】 气虚血瘀证。

【治则治法】 补气活血。

【中药处方】 生黄芪 60 g,党参 15 g,生白术 30 g,厚朴 10 g,葛根 20 g,生石决明 30 g,当归 10 g,川芎 10 g,红花 6 g,郁金 10 g,石菖蒲 10 g,泽泻 20 g,枸杞子 15 g,钩藤 15 g,怀牛膝 15 g,天麻 10 g,赤芍 30 g,甘草 3 g。7 剂,每日 1 剂,水煎服。

【按语】 《杂病源流犀烛·中风源流》云:"人至五六十岁,气血就衰,乃有中风之病。"患者罹患中风恶疾,遗留肢体不遂,结合舌脉,当属"补阳还五汤证",益气通阳活血。大剂量黄芪益气通阳,当归、川芎、红花活血通络;然痰瘀不离,气血不分,有瘀必有痰,瘀血不离气郁,以郁金、石菖蒲、泽泻行气开郁,化痰利水;患者头晕,考虑清阳不升,肝阳上亢,予葛根健脾升阳,石决明、天麻、钩藤、赤芍平肝潜阳,柔肝养血,符合"医风先医血,血行风自灭"之意;枸杞子、怀牛膝滋阴补肾,大剂量生白术、厚朴醒脾理气通便。本方标本兼调,补泻兼施,长期服用,方能获效。

五、震颤(肝肾阴虚证)

华某,女,50 岁。2017 年 7 月 15 日初诊。

【主诉】 右下肢不自主震颤半年余。

【病史】 患者右下肢不自主震颤,伴胀痛,右上肢有僵直感,自述有头部不适,曾服用美多芭(多巴丝肼片),出现呕吐后停用,服用金刚烷胺出现意识模糊后停用。胃纳可,二便调,夜寐不安。查体:神情呆滞,气平,两肺呼吸音清,未及啰音,心率78次/分,律齐,腹软,无压痛,双下肢无浮肿,右侧上下肢肌张力增高,右下肢静止性震颤,拖曳步态,行走时右上肢无摆动。舌红,苔薄白,脉细。

【西医诊断】 帕金森综合征。

【中医诊断】 震颤。

【辨证分型】 肝肾阴虚证。

【治则治法】 补益肝肾,滋阴息风。

【中药处方】 白芍20 g,阿胶10 g,龟甲12 g,生地黄20 g,五味子10 g,生牡蛎30 g,麦冬20 g,炙甘草10 g,鸡子黄2枚,鳖甲10 g,葛根20 g,生石决明30 g,珍珠母30 g,桑螵蛸15 g,钩藤30 g,大枣10 g。7剂,每日1剂,水煎服。

【复诊】 患者治疗后肢体震颤、胀痛改善,僵直感好转。上方继服7剂,每日1剂,水煎服。

【按语】 《黄帝内经》云:"诸暴强直,皆属于风;诸风掉眩,皆属于肝。"患者肢体震颤强直,属风象,与肝有关。患者55岁,肾水不足,肝木失于涵养,肝阳亢盛而阳动化风,筋脉失却任持,则肢体颤动拘急,强直麻木。肝火上扰心神则夜寐不安,用大定风珠,出自《温病条辨》,原治温病日久,邪热灼伤肝肾,耗伤阴津,或误治重劫阴液以致真阴大亏,虚风内动之证。方中鸡子黄为血肉有情之品,镇定中焦,滋阴潜阳,养血息风,上通心气,下达肾气,使上下交合,阴得安其位,斯阳可立根基,阴阳有眷属一家之义,庶可不致绝脱也;阿胶亦属血肉有情之品,为滋阴补血之要药,两药相配能"预息内风之震动也。"二者合为君药。白芍、甘草、五味子三者合可酸甘化阴,滋阴柔肝,缓急舒筋,使筋脉得濡而不致拘挛,生地黄养阴生津,麦冬养阴润肺,五药合用加强君药养阴之效;再用龟板、鳖甲、牡蛎三味育阴潜阳,镇肝息风,共为佐药;甘草调和药性。诸药合用,使真阴复、浮阳潜,则虚风自息。此外,石决明、珍珠母连用平肝潜阳,镇逆息风;桑螵蛸补肾固涩;钩藤息风止痉,清热平肝;红枣缓和药性,护养胃气。全方重在养阴平肝,以达肾精得充,肝火得平,震颤得减之效。

六、胎漏(脾肾两虚证)

王某,女,32岁。2020年9月24日初诊。

【主诉】 腹泻3日,伴阴道出血。

【病史】 患者妊娠42日,3日前出现大便稀溏,每日3次,色黄不成形。隔日觉倦怠乏力,动则头晕心悸,胃纳不振,夜寐欠佳,伴见出血,量少,色淡,无血块。舌质淡红,舌苔薄,脉弦细。

【西医诊断】 先兆流产、卵巢功能障碍。

【中医诊断】 胎漏病。

【辨证分型】 脾肾两虚证。

【治则治法】 健脾补肾,益气养血。

【中药处方】 黄芪15 g,太子参15 g,砂仁6 g,木香10 g,黄芩10 g,钩藤20 g,炒白术15 g,茯神15 g,菟丝子15 g,白芍30 g,蜜麸山药20 g,槲寄生15 g,盐杜仲12 g,仙鹤草30 g,续断10 g,炙甘草6 g,赤石脂10 g。14剂,每日1剂,水煎服。

【复诊】 2020年10月15日二诊:患者药后腹泻止,未见红,倦怠乏力减轻,活动后头晕心悸,腰背酸痛,胃纳少,夜寐欠佳,大便日2次,部分成形。舌质淡红,舌苔薄,脉弦细。去赤石脂,加制狗脊10 g,白及10 g,阿胶5 g,升麻6 g,沙苑子15 g。14剂,每日1剂,水煎服。

【按语】 妊娠见红属流产先兆,中医为"胎漏"。冲为血海,任主胞胎,二者相资,方能有子。肾为冲任之根,胎元所系,肾虚则胎儿不固,脾虚则化源不足,冲任亏虚,故见流红。《女科经纶》引朱丹溪曰:"胎漏多因于血热,然有气虚血少者。故《良方》论有下血服凉血药,而下血益甚,食少体倦。此脾气虚而不能摄血也。"蔡以生认为患者因孕期腹泻所致见红,当为感受外邪所致脾肾两虚,冲任失调,气虚下陷,不能摄血所致下血。方拟香砂养胃方加减补肾安胎之药。方中黄芪、太子参益气载胎,砂仁理气安胎,黄芩止血安胎,白术、山药健脾益气,赤石脂、木香涩肠止泻,茯神宁心安神,白芍柔肝养血,杜仲、桑寄生、续断补肝肾,固冲任。白术、黄芩同用,朱丹溪称为安胎圣药。方中重用钩藤保胎为蔡以生所用经验方,其自述用钩藤"把胎儿钩住"防止滑脱而保全胎儿,真乃形神具备。现代药理研究也证明,钩藤具有抑制子宫平滑肌收缩、镇静和抗惊厥作用,临床用之,屡屡得效。

七、产后痹病(风寒湿痹证)

关某,女,33 岁。2020 年 3 月 15 日初诊。

【主诉】 反复双手小关节酸痛 5 年余。

【病史】 患者于 2015 年产子 8 个月后出现双手小关节酸胀僵硬感,晨起较明显,当时未予以重视。2019 年流产后感咽痛,随之手关节酸痛复作,同时伴左膝关节疼痛,自贴膏药痛止,后又于吹风受凉后反复发作,前几日于口腔科就诊,查有咽炎,并查抗链球菌溶血素"O":388 IU/mL,红细胞沉降率 25 mm/60 min,类风湿因子结果未出。刻下:双手小关节僵痛,遇冷加重,咽痛,平素怕冷,易出冷汗,胃纳欠佳,大便易烂,舌淡胖,苔白腻,脉细滑数。

【西医诊断】 关节痛。

【中医诊断】 产后痹病。

【辨证分型】 风寒湿痹证。

【治则治法】 祛风散寒,化湿通络。

【中药处方】 羌活 9 g,独活 9 g,防风 12 g,防己 12 g,苍术 12 g,茯苓 15 g,茯苓皮 15 g,厚朴 6 g,制半夏 9 g,枇杷叶 15 g,忍冬藤 15 g,鸡血藤 30 g,砂仁 6 g,蔻仁 6 g。7 剂,每日 1 剂,水煎服。

【复诊】 2020 年 3 月 22 日二诊:患者诉双手酸痛活动后缓解,夜寐易出冷汗,大便溏,舌淡胖,苔薄腻,脉细数,类风湿因子及双手 X 线片均(一)。上方去枇杷叶、牛膝、厚朴、砂仁、蔻仁,加桂枝 6 g,炙甘草 9 g,生黄芪 15 g,淮小麦 30 g,炒白芍 15 g,白术 15 g。

【按语】 此患者经实验室检查结合临床表现明确为"产后痹病",此种病例在临床并不少见。《医方类聚》有云:"夫产后中风,筋脉四肢挛急者,是气血不足,脏腑俱虚,日月未满,而起早劳役,动伤脏腑,虚损未复,为风邪所乘。风邪冷气初客于皮肤经络,则令人顽痹不仁,羸乏少气,风气入手筋脉,挟寒则挛急也。"盖产后气血大伤,腠理空虚,而不避风受寒,风寒湿邪乘虚而入而见疼痛、酸楚、僵硬等症。此病例证属产后气血不足,复感外邪,肺失宣降,风寒湿痹阻。治以祛风散寒,除湿通络,方以九味羌活汤加减。方中羌活入太阳经,能祛上部风湿,独活善祛下部风湿,二者相合,能散周身风湿,舒利关节而通痹,故为君药。防风为风药中之润剂,祛风除湿,散寒止痛;防己祛风湿止痛利水,为利水祛风,通络止痛之要药;苍术辛苦而温,功可发汗祛湿,为祛太阴寒湿的主要药物,三药协助羌活祛风散寒,除湿止痛,是为臣药。辅以忍冬藤、鸡血藤清利关节,活血通络,并查其舌脉,分析患者为脾虚湿盛之体,易与外邪合而为因,故加以茯苓、苍术、川朴等健脾除湿之品,意在重视脾胃,脾胃强健则五脏六腑俱旺,气血充足则筋脉关节得养。患者药后1周,双手僵痛较前好转,但仍怕冷,夜寐易出冷汗,舌苔渐清,故在原方基础上加以黄芪、白术,取防己黄芪汤之意,黄芪与防己配伍,固表祛风而行水,防己与白术配伍,健脾而利水,白术与黄芪配伍,以加强淮小麦固表止汗之功。《素问·痹论》谓:"营气虚,则不仁。"方中另有白芍、桂枝等物,意在加强和营通络,桂枝得黄芪益气而振奋卫阳;黄芪得桂枝,固表而不致留邪,芍药养血和营而通血痹,与桂枝合用,调营卫而和表里。诸药相伍,能祛风散寒,除湿通络,则僵痛可治。

八、红斑(阴虚血热证)

刘某,女,22岁。2018年8月20日初诊。

【主诉】 左臀部红斑1年,加重3个月。

【病史】 患者于1年前无明显诱因下左臀部出现一大片红斑,大小约5 cm×10 cm,边界清晰,色鲜红,瘙痒甚,搔之脱屑伴点状出血,患侧皮温高于对侧,当地医院予以消炎止痒药膏外敷后红斑无明显消退,并于3个月前上呼吸道感染后红斑有向大腿蔓延趋势,故就诊查抗核抗体1:100(+),抗双链DNA抗体及IBT-ENA均阴性,余相关检查均无明显异常,并作皮肤活检符合脂膜炎改变,诊为"深部红斑狼疮"。5月4日开始给予泼尼松每日20 mg,后逐步调整用量为每日15 mg至今。刻下:形体消瘦,面色潮红,口干而不多饮,偶有腰酸乏力,左臀部大片红斑,大小约6 cm×10 cm,色偏红,稍痒痛,患侧皮温高于对侧,胃纳正常,大便干结,3~4日一行,小便短赤,夜寐多梦,舌红少苔尖有刺,脉细数。

【西医诊断】 狼疮性脂膜炎。

【中医诊断】 红斑。

【辨证分型】 阴虚血热证。

【治则治法】 滋阴清热,凉血消斑。

【中药处方】 生地黄20 g,水牛角15 g,丹皮15 g,赤芍15 g,紫草30 g,红藤30 g,青蒿30 g,芙蓉叶15 g,白花蛇舌草30 g,紫花地丁30 g。14剂,每日1剂,水煎服。

医嘱:忌食芹菜、菌菇、新鲜豆荚等光敏食物,忌食羊肉、辣椒、荔枝、芒果等热性食物,少食油炸及海鲜食品,避免日光直接照射。

【复诊】

2018年9月5日二诊:患者红斑颜色转暗,口干仍存,纳寐转安,二便调,舌红苔薄,脉细。守方去水牛角、紫草,加白芍、生甘草各15 g。14剂,每日1剂,水煎服。

2018年9月20日三诊:患者红斑颜色暗沉,局部有脱屑,边界较清晰,局部皮温稍高于正常肌肤,无新发红斑,纳寐可,二便调,舌红苔薄,脉细。二诊方去芙蓉叶、红藤,加僵蚕12 g,莪术9 g,黄连6 g,黄柏9 g,金银花12 g,败酱草30 g。14剂,每日1剂,水煎服。

【按语】 本病案西医诊为"深部红斑狼疮",又称狼疮性脂膜炎,属红斑狼疮的中间类型,可以以结节的形式独立存在而无内脏损害,深部红斑狼疮不稳定,可以转化为系统性或盘状红斑狼疮。西医治疗多以糖皮质激素、羟氯喹等免疫抑制药物为主。中医称之为"红斑",虽有似于《金匮要略》中所提"阳斑",但绝非外因之温毒火邪所致,而是由于先天肝肾不足而致邪火内生,即因内阴亏而导致阳亢,同时阳亢进一步灼伤阴津,阴津耗伤,气血逆乱,阴阳失调,经脉痹阻,故外则肌肤毛发,内则五脏津血皆受其害。此病多发于女性,"女子以肝为先天""肝肾同源",症状除红斑外多兼有面红口干、腰酸乏力、舌红少苔等阴虚内热之象,故中医多以肝肾之阴不足,热毒内盛立论,治疗上多以滋补肝肾之阴,清除内蕴热毒为主。

患者为青年女性,形体消瘦,素体肝阴不足,加之服激素已3个月,激素为大辛大热之品,久服有灼伤阴液之弊,而致阴液更亏;肝为藏血之室,虚火内扰,迫血妄行,溢于肌肤而见红斑,斑色红温高,稍痒痛热皆为热毒熏灼营血之象;邪居阴分,热毒虽耗津液但暂能蒸津呈于上,故可见口干而不多饮;心营受扰,同时心火炽盛,下汲肾水,耗伤肾阴,心肾不交而见夜寐多梦,腰酸乏力;舌脉、二便皆可为佐证。分析可得,本证属以肝肾之阴亏虚为本,热毒内盛为标之本虚标实之证。患者目前以发红斑为主要矛盾,急则治其标,叶天士曰"入血就恐耗血动血,直须凉血散血",治以滋阴清热,凉血消斑,方以犀角地黄汤加减。方中以水牛角、生地黄为君药,水牛角直入血分,清心凉血解毒,生地黄味苦而甘,性阴而寒,味厚气薄,内专凉血养阴清热,清代徐大椿《药性切用》谓其有"泻血中之热,大有滋阴益血之功",二者相伍,既能清解血分之热,又可复已耗伤之阴血。臣以丹皮、赤芍,所谓肝火旺则血不守,丹皮辛苦性寒,苦寒以清血热,辛散以行瘀血,功善凉血祛瘀,具有凉血不留瘀,活血而不动血的特点。与赤芍同用,相须为用,凉血活血之力倍增,使血热得清而不妄行,血流畅顺而不留瘀。在此方的基础上加用紫草、青蒿除热消斑,红藤、芙蓉叶、白花蛇舌草、紫花地丁清热解毒。

患者服上述中药 14 剂后,阴虚之象显于表,去水牛角、紫草大寒之品,加生甘草、白芍等酸甘滋阴之品,生甘草一味既能清热解毒,散结消肿,又能益胃气,护津液,以免过寒之药伤伐胃气,同时调和诸药,共奏滋阴扶正,清热解毒之功;白芍性收敛以补为功,与赤芍合用,一敛一散,一补一泻,清热凉血,养血活血之功独到。此乃在急性期本着"急则治其标"的原则,采用大剂清热解毒凉血药,也不忘顾护阴液之意。续服 14 剂,红斑色转暗,局部有脱屑,所谓"病久必瘀",热毒煎灼阴液,血液瘀滞运行不畅,肌表皮肤失养,故在上方基础上加用莪术、僵蚕破血化瘀,使血热之毒顺势而下。更加用黄连、黄柏、金银花、败酱草等清气分药,透营转气,令已入之邪外出营血。